食品を科学する

意外と知らない食品の安全

[編著]
食品の安全を守る賢人会議

大成出版社

はじめに

食品については様々な情報があふれています。もちろん、私たちの命をつなぎ、毎日口にするものですから興味を持って当然です。しかし、書店の平積みの本を眺めると、「○○が危ない」とか、「△△は、癌に効く」などといった刺激的なキャッチフレーズが目に飛び込みます。インターネットで、食品安全についてググっていると、いつの間にか、サプリメントのネット販売のＨＰに誘導されてしまうなんて経験を持った方も多いでしょう。テレビを観ると、科学者？のたった一つの論文を根拠に、この食品が体に良いと報じ、その結果スーパーのその食品の棚は空っぽになってしまうことも多々あります。また、これを飲めばダイエットができるなんて魔法のようなサプリメントが売られ、無農薬、無添加、オーガニックなんて言葉が枕ことばについた食品が売り場にあふれています。

私たち消費者は、一つしかない胃を満たすために、あふれる食品に関する情報の海でおぼれかけているのではないでしょうか。情報は、科学的に正しい情報も、そうでない情報も、毎日々々大量に生産され、送りだされていきます。本当に正しい情報かどうかは分からないままに十分そしゃくされずに丸のみされていきます。その結果、良心的な事業者や農家がつくった安価で安全で品質の高い食品や農畜産物が低く評価され、品質が低いけれど様々な枕ことばのついた高価なものがどんどん売れています。

さあて、私たちが食品を選択し、安全で豊かな食生活を送っていくためには何を信じればいいのでしょうか？

食品安全委員会では、様々な機会をとらえ情報を発信してきました。メールマガジン、機関誌、ホームページ、Facebook、意見交換会、シンポジウム等々…。２０１３（平成25）年度からは、新しい取り組みとして、科学者である委員による連続講座「食品を科学する」を行い、科学的な事実を分かりやすく説明し、その講義の様子をＨＰにも掲載してきました。しかしながら、講座を受けられる方も、ＨＰでの提供も対象が限られ、情報が必要な方々のお手元までには十分に届いてはいませんでした。

このような状況を憂い、今回、食品安全委員会委員である科学者たちが、賢人会議を立ち上げ、科学的な事実を、できる限り分かりやすくお話し、私たちが食品安全について正しい知識が得られるように中立公正で科学的な信頼できる冊子を制作しました。

最初の賢人は、「食べ物の基礎知識」というテーマで、食べ物や食品安全の全体像を俯瞰し、安全性に関する基本的な考え方も含めた話をします。

続いて第2の賢人は、「農薬は安全なのか」と題し、その効用と残留農薬の安全性の確保がどのように行われているか科学的に分かりやすく解説します。

第3の賢人は、「食べたものはどこへいく？」―過剰摂取のリスク―と題し、脂質が、どのように消化され、私たちの体内にどのように取り込まれるか？脂質が体内でどうなっていくのか？そのリスクもあわせて幅広くお話しします。

第4章の賢人は、「甘く見ていると危ない？」―意外と知らない食中毒―という表題で食中毒の現状と食中毒を起こす細菌やウイルスについて解説するとともに、食中毒の予防法もお話しします。

第5の賢人は、「実は食べている？」―自然界のメチル水銀―と題し、水銀について幅広い観点からトリビアも交えて興味深いお話をし、私たちへの影響や気を付けることについても解説します。

最後の賢人は、「食品のリスクマネジメント@キッチン」です。フードチェーンの最終段階の家庭でのリスクマネージャーである私たち自身が「安全とおいしさをどう両立させられるか？」今すぐ実行できる食品安全を実例を交えながらお話しします。

この賢人たちのお話を読むと目からうろこが落ちることはもとより、日ごろ当たり前だと思っていた常識、有機・健康食品のキャッチフレーズがいかに危ういものかと気が付けるのではないかと思います。まさに、あなたの食品安全の常識を覆すことをお約束します。

この冊子「食品を科学する」が、皆さんの食生活を送っていく上での澪標(みおつくし)となり、皆さんがより安全で健康な食生活を送っていくことができることを願って止みません。

2015年4月吉日

姫田　尚★

★食品安全委員会事務局長

食品を科学する

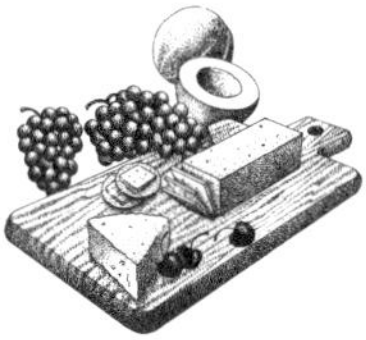

◎——目次

はじめに

第1章 食べ物の基礎知識

村田容常

第2章 農薬は安全なのか

三森国敏

第3章

食べたものはどこへいく？過剰摂取のリスク～脂質の例～

―― 山添 康 ――

第4章 甘くみていると危ない？
～意外と知らない食中毒～

熊谷 進

第5章
実は食べている？
～自然界のメチル水銀～

佐藤 洋

第6章

食品のリスクマネジメント@キッチン

―― 石井克枝 ――

カバー写真

PIXTA（米・チーズ）

GATAG（フルーツ）

第 1 章

食べ物の基礎知識

——村田容常——

はじめに

第1章では「食べ物の基礎知識」というテーマで、食べ物の全体的な話をして、食品の安全とか、信頼につながるようなお話をしたいと思います。かなり基礎的な話になります。

まず最初に、いったい何で食べるのという話から始めます。それから、食べ物はそもそもどうやって我々の食卓まで上がってくるのだろうか。この流れの中で肥料とか農薬とか添加物とかいろいろ使われますので、そういう話もしたいと思います。

それから、食品の安全の、基本的な概念として、食品の安全に絶対はないとか、リスク分析とは何かとか、安全と安心の関係などの話もしたいと思います。

1　人間はなぜ食べるのか

●—人間は他の生物を食べなければ生きていけない

人間は、なぜものを食べるのでしょうか。言うまでもなく、生きていくために欠かせないからです。では、生きていくこととは、どういうことなのでしょうか。このことを生物学的に考えてみたいと思います。

地球上に存在するあらゆる生物のうち、私たち人間は従属栄養生物というグループに属します。動物や細菌、カビ、酵母などもこの仲間で、他の生物を食べて栄養を取らないと生きてはいけない生物のことを言います。動物はともかく、人間が細菌やカビ、酵母と一緒だなんてとても変な気がしますけれど、同じ仲間です。

それに対して、独立栄養生物という別のグループがいます。これは他の生物を食べなくても、水と無機物と土壌と太陽エネルギーがあれば、自分で栄養素をつくり出して生きていける生物のことを言います。そんな生物がいるのかと思うかもしれませんが、その典型的な生物が植物です。

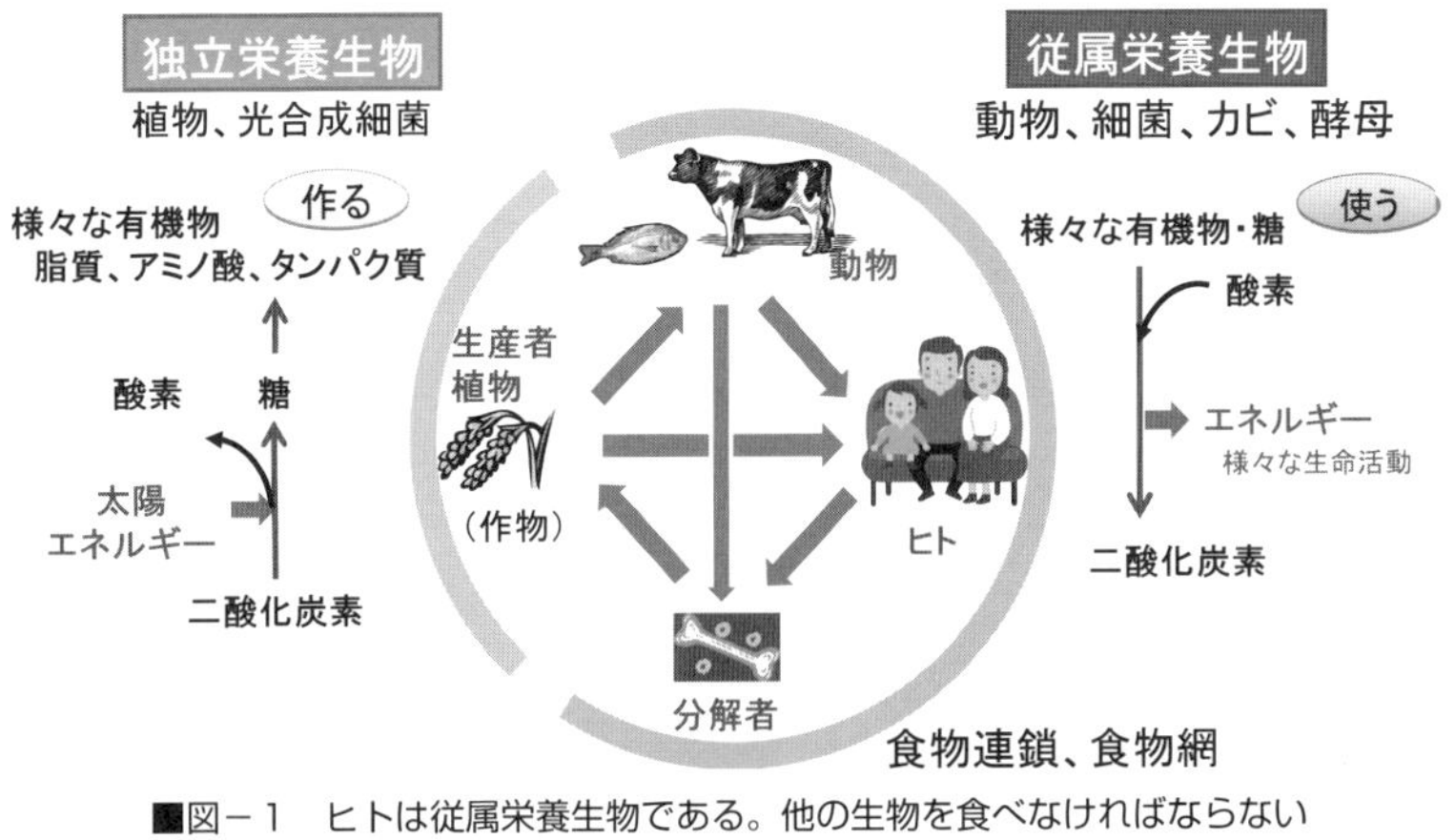

独立栄養生物
植物、光合成細菌
作る
様々な有機物
脂質、アミノ酸、タンパク質
酸素
糖
太陽
エネルギー
二酸化炭素
従属栄養生物
動物、細菌、カビ、酵母
使う
様々な有機物・糖
酸素
エネルギー
様々な生命活動
二酸化炭素
動物
生産者
植物
（作物）
ヒト
分解者
食物連鎖、食物網

■図－1　ヒトは従属栄養生物である。他の生物を食べなければならない

●―植物は水と無機物、土壌、太陽があれば生きていける

どうして植物が生きていけるのかというと、「光合成」ができるからです。学校時代に習ったけれど光合成なんてよく分からないと思う人がいるかもしれません。しかし、光合成が分からないと、食べることの意味がきちんと理解できないと言ってもいいほど、光合成を理解することは、重要なことなのです。

では、光合成とは何かと言うと、植物が太陽のエネルギーを使って二酸化炭素と水という無機物から糖質をつくる過程のことです。植物はこの糖質から生命活動に欠かせないアミノ酸やタンパク質、脂質といった有機物をすべてつくっていくのです。

独立栄養生物である植物は、太陽のエネルギーを使うことができるので、水と無機物、土壌、太陽があれば生きていけるわけです。

●―人間は他の生物を食べることで生命活動のもとを取っている

一方、人間などの従属生物が生命活動を行うとき、植物のように有機物を自分でつくることができませんから、有機物をつくっている他の生物から有機物を取らなければいけません。ですから、人間がご飯やうどん、そばを食べるということは、これらの原料である植物を食べて有機物を取っていることになるのです。

人間は、植物だけでなく動物も食べます。牛や魚などを食べるのはどういうことかと

いうと、これは植物やプランクトンを食べて大きくなった従属栄養生物を食べることによって、活動するための有機物を取っていることになるのです。つまり、人間は、他の生物を食べることによって有機物である糖質、タンパク質、脂質を取り込んでいるわけです。

●―化学物質として取り込んで活動する

人間がものを食べるということを生物学的に考えましょう。生物はエネルギーを使って生命活動を行いますが、人間は、エネルギーを発生させる物質を自分ではつくれません。そのため、他から取り込む必要があるのです。これが食べることの最も基本的な意味です。

人間が利用できるエネルギーの形態は、化学物質しかありません。糖質、タンパク質、脂質はすべて化学物質です。ですから人間は、食べることによってこれらを取り込み、これらが酵素により化学的に変化するときに出るエネルギーを使って生命活動を行うのです。このときに二酸化炭素が発生します。

このように、人間をはじめ従属栄養生物は、食べることによって獲得したエネルギー源を使ってさまざまな活動をします。しかし、生物ですからいずれは死をむかえます。そのときには微生物のような分解者が登場して死体を分解し、無機物とします。そしてそれをもとに再び植物をはじめとする生産者が太陽エネルギーを利用し有機物をつくり、また、この有機物を利用し、さまざまな生物が生育していきます。そういったことが長い時間をかけて繰り返されて循環すると、食物連鎖あるいは食物網が形成されることになります。

●―嗜好性には生物学的な裏付けがある

次に、食品を通してどのようなものを取り込んでいるのかについて考えてみましょう。

まず、食品の最も重要な要素に「栄養」があります。人間はエネルギーをつくり出せませんから、栄養素である糖質やタンパク質、脂質を食べて他から取り込まなければなりません。必須アミノ酸★も自分ではつくれませんからそのもとになるタンパク質を、また、必須脂肪酸も非常に重要な栄養素ですが、自分ではつくれませんから脂質を、それぞれ食べる必要があります。脂質は取り過ぎると問題ですが、人間はすべての必要な脂肪酸を自分でつくれるわけではありませんから脂質も取らなければなりません。さらに、必要不可欠な微量栄養素のビタミンや無機物（ミネラル）も食べなければなりません。これも重要な栄養素です。

「栄養」に続く食品の要素として「嗜好性」、「生体調節」があります。この三つが食品の大切な機能です。

以前は、嗜好性は、生物学的な栄養とは別のものとされていたのですが、最近は考

★―必須アミノ酸
人間が自分の体内で合成できず食物として摂取しなければならないアミノ酸。

え方が変わってきて、生物学的な嗜好性という考え方が確立してきました。栄養とおいしさは深くリンクしていて、生物は自分に必要な物質を積極的に取りに行くのです。運動した後は甘いものが欲しくなったりして、すごくおいしく感じたりしますね。これは多くの方が経験したことがあるでしょう。言うまでもなく甘いものは糖類でエネルギーがあるからです。また、うまみ調味料の構成要素はアミノ酸なので、うまみがあるものはタンパク質があるということが生物学的に分かるようになっています。

生体調節は、栄養や嗜好性とは別の食品の機能ですが、いろいろな意味でさまざまな人体調節機能があると言われています。

これに加えて、食品の安全が損なわれては何にもなりませんから、食品の全体的な要素として「安全性」があります。

当然、安全性は食品のすべてにかかってきます。食べることによって体調を悪くしたり死んだりしては何にもなりませんから、食品が安全である、安全性に問題がない、健康を損なわないという意味で、食品の安全性は、すべての前提となるものです。

2　食べるまでの長い過程で安全を守る

●――農場から食卓まで長い道のりがある

人間をはじめ生物は、生命・生存を維持するために食べるわけですが、食べるまでには農場から食卓まで長い過程があります。原始時代には野生のものをそのまま生で

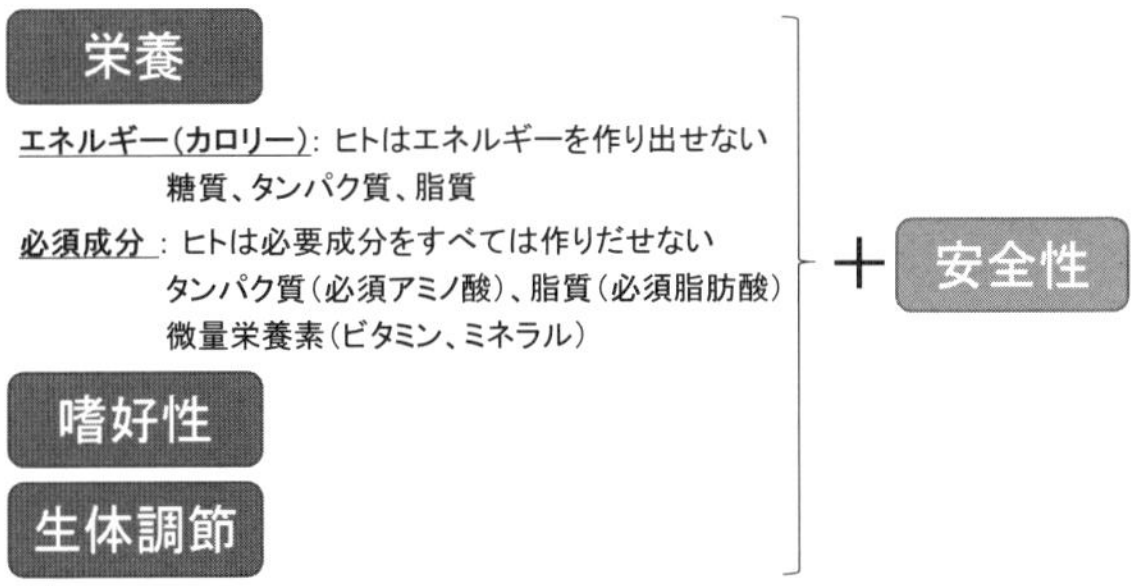

栄養
エネルギー(カロリー)：ヒトはエネルギーを作り出せない
糖質、タンパク質、脂質
必須成分：ヒトは必要成分をすべては作りだせない
タンパク質（必須アミノ酸）、脂質（必須脂肪酸）
微量栄養素（ビタミン、ミネラル）
嗜好性
生体調節
＋
安全性

■図－2　食品の４要素（３機能）

食べたのかもしれませんが、現在では栽培や飼育、育種をし、さらに収穫後に加工・調理をしてから食べるようになっています。

この食べるまでの長い過程で、細菌や昆虫、動植物が絡んできて、安全に関わる問題が出てきます。

食べ物が細菌などで汚染された場合には食中毒が起こることがあります。農業でいうと、虫にとって植物は大切なエサになります。もちろん人間にとっても大切な食料ですから、虫と人間の競争になるわけです。また、食べ物になる植物以外の植物が畑に入ってきた場合、その植物は雑草になります。そのため人間は虫との競争に勝つために農薬を使ったり、雑草を取り除いたりしなければなりません。

さらに、食べることで病気になったり、お腹が痛くなったりすることもあります。

このように、この長い過程の中で何が起こるか分からないから注意が必要なのです。また、もともと、食材となる生物はいつでも収穫できるわけではありませんから、保存することも大切になってきます。ですから、人間は昔からさまざまな試みをしてきて、そこで貯蔵や食品添加物という技術が生まれてくることになったのです。

●—飢饉や凶作は何度もあった

現在、我々は豊かな食生活を享受していますが、歴史的に見ると食べ物が手に入らないときの方がはるかに長く、日本でも江戸時代から明治の初期くらいまでは飢饉や

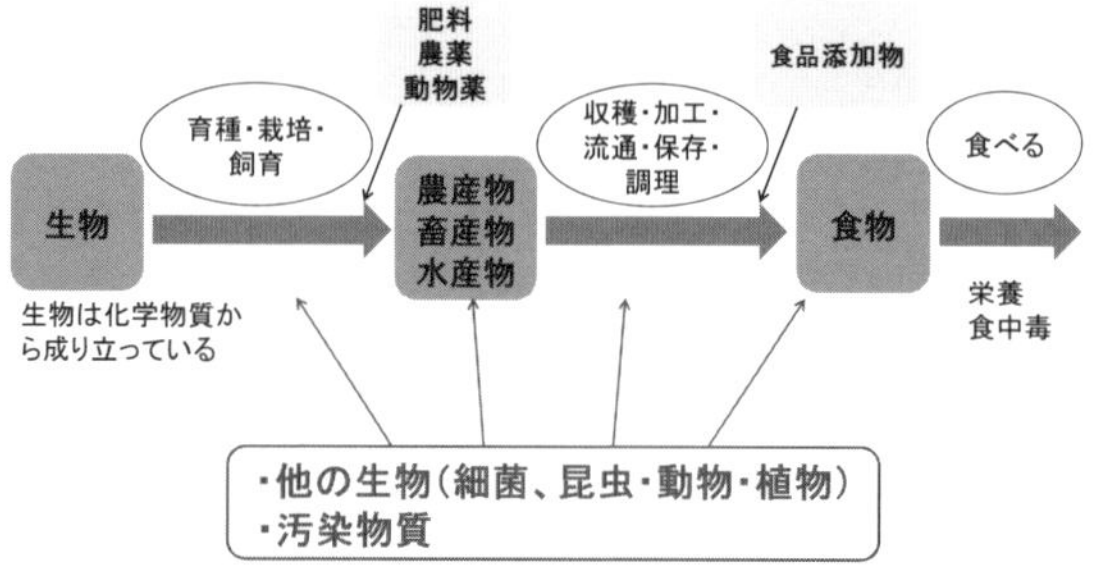
肥料
農薬
動物薬
食品添加物
育種・栽培・飼育
収穫・加工・流通・保存・調理
食べる
生物
農産物
畜産物
水産物
食物
生物は化学物質から成り立っている
栄養
食中毒
・他の生物（細菌、昆虫・動物・植物）
・汚染物質

■図－3　農場から食卓まで

飢餓が頻繁に起こりました。自然災害や天候不良などで餓死者が何万人も出たという記録がたくさん残されています。

もちろん、時の幕府や政府も必死になって贅沢品である酒造の禁止や豆腐製造販売禁止、木綿や綿の製造禁止などの対応を行いました。しかし、それでも餓死者は何万人、何十万人と出たのです。

元禄時代は江戸時代の高度経済成長の時代であり、新しい水田が開発されて生産力が上がり、人口も増大し、流通も整備されたのですが、それでも飢饉は起こり、その後も享保、天明、天保と40～50年の周期で飢饉は起こりました。

記憶にあると思いますが、最近でも1993（平成5）年に大冷害がありました。しかし、そのときの天候はこれらの飢饉の年と同じ程度だったのでしょうが、餓死者は1人も出ませんでした。なぜかというと、社会的要因が大きく変わっていたからです。流通の整備・拡充、情報の集積、食生活の改善、また肥料や農薬などの科学技術が、その頃と比べ格段に進歩していたからです。

●――食の問題で何が大切か

こうした飢饉における被害の大きさの違いから得られる教訓のうち、

・農薬、化学肥料のない時代

寛永の飢饉 （1641-42年）	大雨、洪水、干ばつ、虫害、冷害　⇒　**餓死者　5-10万人** 酒造禁止、うどん・そば、豆腐の製造販売禁止、木綿・ナタネの栽培禁止
元禄の飢饉 （1695年）	新田開発、人口増大、市場経済の発展、米の商品化、多収量米、流通、東北地方冷害、江戸回米
享保の飢饉 （1732年）	ウンカ（蝗害）　⇒　西日本「田の水の色醤油のごとし」　鯨油、祈祷・虫送り **餓死者　～1万人**、回米（東日本豊作）
天明の飢饉 （1783年）	冷害による大凶作　⇒　**大量死　東北だけで30万人以上**、米騒動 田沼意次→松平定信（寛政の改革）備荒貯蓄
天保の飢饉 （1832-38年）	冷害による度重なる凶作　⇒　**餓死者・疫病者　10万人以上**（奥羽） 二宮尊徳、大塩平八郎の乱（江戸回米を糾弾）

・現代

平成5年の大冷害 （1993年）	戦後最大の米の不作、低温、日照不足、台風 全国作況指数が74、東北作況指数は56、冷害とイモチ病、こしひかり ⇒　**<u>飢饉にならず</u>**（餓死者なし） 社会的要因（食生活、流通、情報）、農業技術（肥料、農薬）

近世の飢饉、吉川弘文館（2007）参考

■図－4　凶作と飢饉

「食に関する問題で最も大切なことは、生命、生存を維持すること」だということです。これは当然でしょう。食べられなければ死んでしまうのですから。

これが大前提で、そのためには安定的、経済的に、そして安全な食料を継続して供給することが最も大切になってきます。このような食料供給を維持するためには、伝統的知恵、肥料、農薬、食品添加物、遺伝子組換え技術など各種の科学技術をはじめ、あらゆる手段を使う必要があるということです。

一方、安全性も非常に大切です。食中毒や健康上の被害などが起こらないように新しい技術や物質を含めて安全性の確認を常に行う必要があります。また、従来から行われてきた方法についても検証を行い、問題があれば改良、改善していくことが大切になってきます。

3 加工や調理の重要性

●──なぜ米や大豆は加熱が必要か

地球上の生物の中で、火を使うことができるのは人間だけです。人間は火を使うことによって、他の生物が利用できないような多くの食資源を手に入れることを可能にしてきました。

ご飯を例にとってみましょう。米は稲という作物を農家の人が育て、収穫し、さまざまな加工をへて炊飯し、ご飯として食べられるようになります。米はそのままでは決して食べやすいものではありません。まず、もみをとり除かなければ、とても食べられません。さらに人間にとっておいしくするために精白米にします。それから炊飯することでデンプンを糊化して、デンプンの化学形態を変えることによってほ乳動物の消化酵素を働きやすくして食べているのです。

また、豆は健康食品の代表のように言われていますが、そうでしょうか。教科書的に言うと、大豆はタンパク質が豊富で、必須アミノ酸のリシンも多いので食品学的には良いとされています。

でも、これは栄養成分の話です。お米は優れた食品ですが、中に含まれているタンパク質を見るとリシンが少ないので、お米を主食としている食文化を持った人間にとって豆は取った方が良い食品なのです。

かといって、豆は生で食べて良いかというとそうでもありません。というのは、完熟の生大豆には食べると動物に悪影響を及ぼす物質がいろいろ含まれているからです。

なぜそのような物質を含んでいるのか。生物学的に考えれば当然の話で、植物は自分が人間や動物などに食べられるために存在しているわけではありません。自分が生き、子孫を存続・繁栄させるために活動しているわけです。しかし、自分の命を守るために走って逃げることはできません。そのため、自己防衛の方法として食べられにくくしているわ

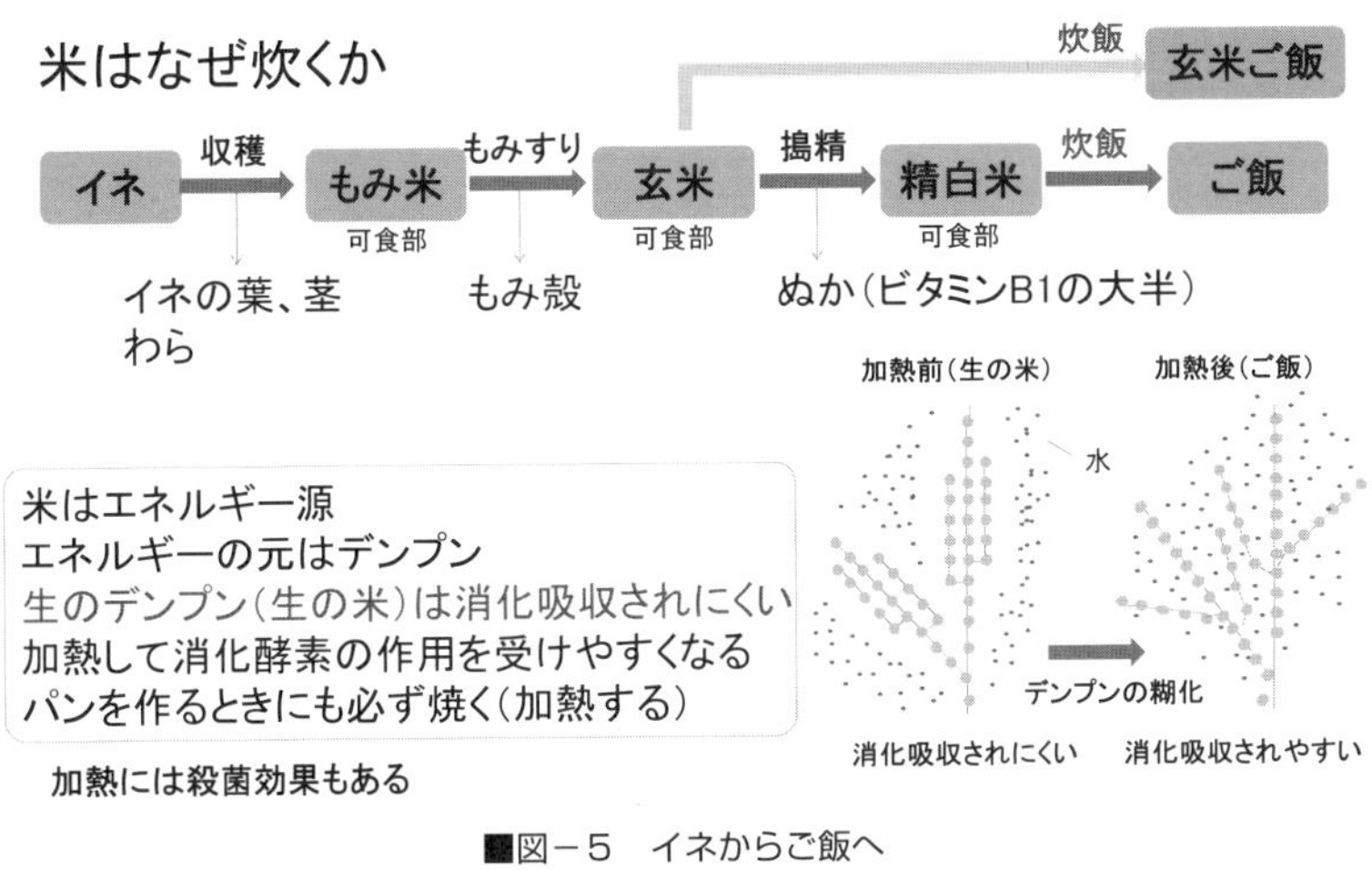
米はなぜ炊くか
イネ
収穫
もみ米
可食部
もみすり
玄米
可食部
炊飯
玄米ご飯
搗精
精白米
可食部
炊飯
ご飯
イネの葉、茎
わら
もみ殻
ぬか（ビタミンB1の大半）
加熱前（生の米）
加熱後（ご飯）
水
デンプンの糊化
消化吸収されにくい
消化吸収されやすい
米はエネルギー源
エネルギーの元はデンプン
生のデンプン（生の米）は消化吸収されにくい
加熱して消化酵素の作用を受けやすくなる
パンを作るときにも必ず焼く（加熱する）
加熱には殺菌効果もある

■図－5　イネからご飯へ

けです。お米だってそういう意味ではもみをかぶったり実を硬くしたりして身を守っています。大豆はもっと積極的に化学物質レベルで動物に食べられにくくしているのです。大豆にはトリプシンインヒビターやレクチンというタンパク質が含まれていて、動物が食べると消化不良を起こす原因になったりします。

ですから、人間は、生豆を食べません。炒ったり煮豆にしたり、豆腐にします。これは人間が、豆は加熱すれば有害作用がなくなることをさまざまな経験から学んで、生かしているわけです。

こういうわけで大豆食品には伝統的に加熱工程があります。生の大豆はあまり良い食品とは言えませんが、加熱することで、生の大豆に含まれているタンパク質の有害物質は、栄養価は変わらないままで構造が変わり、有害作用がなくなるのです。ですから、納豆をつくるときは、煮豆にしてから納豆菌を付けますし、豆腐をつくるときは、加熱して豆乳にしてから固めているわけです。また、加熱には殺菌効果もあります。

●—良いか悪いかは見方によって変わる

ただ、注意してほしいのは、何でも加熱すれば大丈夫というわけではありません。加熱しても有害な活性がなくならない食品もあるからです。また何が良いか悪いかは見方によって変わってきます。

完熟の生の大豆は硬くて腐りにくいから、保存性が高いという利点があります。一

伝統的大豆食品にはすべて加熱工程がある

大豆の有害成分（トリプシンインヒビター、レクチン）の主なものはタンパク質

タンパク質は加熱すると構造が変わる

→有害作用（活性）がなくなる（失活）

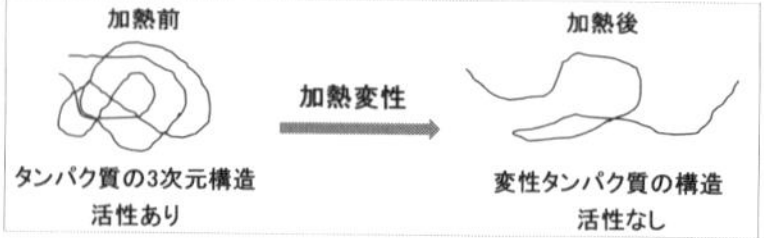
加熱前
加熱変性
加熱後
タンパク質の3次元構造
活性あり
変性タンパク質の構造
活性なし

cf. 加熱しても失活しないもの

■図－6　大豆の加工、調理の重要性

方、豆腐は、栄養的には優れた食品ですが、腐りやすいという弱点があり、微生物学的には安全性が低くなります。

このように、何が良いか悪いかは、見方というか前提によって変わってきます。だから、どのような前提で安全なのかという、その前提をきちんと把握することが重要で、その前提を無視したり取り違えたりすると意味が合わなくなってしまいます。

何十年か前は、豆腐は豆腐屋さんから買ってその日のうちに食べるのが当たり前でした。今は各家庭には冷蔵庫がありますし、スーパーでも何日間か置いていても問題ないようになっています。これは、包装技術や凝固剤が開発されて、豆腐を保存して安全に食べられるようになったためで、新しい加工法や保存法の効果が表れていると言えます。

●—食品添加物、食品加工には目的がある

食品添加物も、必要があるから入れているわけです。例えば、にがりやグルコノデルタラクトン、塩化カルシウムなどは、豆腐を凝固させるために必要だから入れています。また、食品添加物は、食中毒を防いだり、魅力的な食品にしたり、栄養素を強化したりするといった目的で使うこともあります。人間はおいしくないと食べませんから、そのための工夫にも食品添加物は使われます。

食品を加工することについて批判的な意見もありますが、生物の中にはそのままで

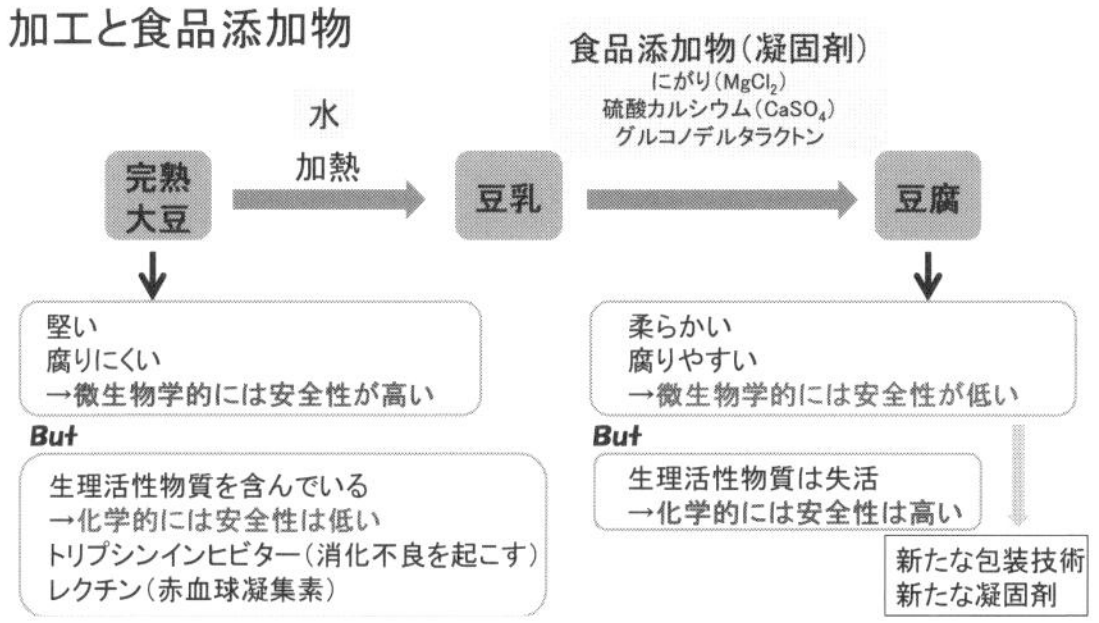
加工と食品添加物
食品添加物（凝固剤）
にがり（$MgCl_2$）
硫酸カルシウム（$CaSO_4$）
グルコノデルタラクトン
水
加熱
完熟大豆
豆乳
豆腐
堅い
腐りにくい
→微生物学的には安全性が高い
But
生理活性物質を含んでいる
→化学的には安全性は低い
トリプシンインヒビター（消化不良を起こす）
レクチン（赤血球凝集素）
柔らかい
腐りやすい
→微生物学的には安全性が低い
But
生理活性物質は失活
→化学的には安全性は高い
新たな包装技術
新たな凝固剤

■図－7　大豆から豆腐へ

は食べられない、加工しなくては食べられないものがいっぱいあります。さらに食べられる部位を集める、食べやすくする、消化性を向上させる、毒性を減らすといった目的で加工されることもあります。

逆に、加工はマイナスの効果をもたらすこともあります。例えば、米を精米するとビタミンB_1のチアミンが減り、脚気になりやすくなります。でも、そのような欠点に対しては、他のいろいろな食品をバランスよく食べれば問題はありません。

また、今は調理済み食品のような便利なものが多く出回っていますが、これらは包装技術の進歩のたまものです。包装に表示された情報を見ることによって、消費者が自分で判断することができるようにもなっています。

4　食品の安全性の考え方

●―食品の安全に絶対はない

すべての食べ物は化学物質からできています。食品を包む包装資材もそうです。さらに言えば、人間、動物、植物、微生物などもすべて化学物質から成り立っています。そのことを前提に話を進めますが、まず認識しておいてほしいこと、それは食品の安全に絶対はない、ということです。

しばしば「この食べ物は天然のものだから安全だ」「化学物質を使っているから危険だ」と言われます。しかし、これは大きな誤解です。どちらだから安全だというこ

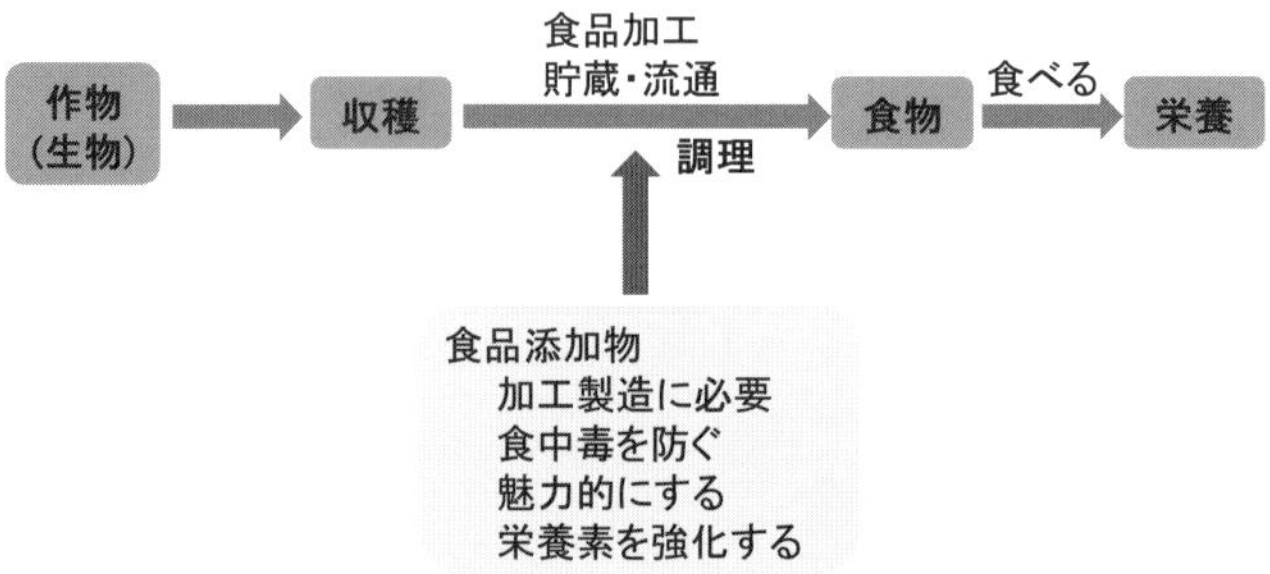

作物
（生物）
収穫
食品加工
貯蔵・流通
食物
食べる
栄養
調理
食品添加物
加工製造に必要
食中毒を防ぐ
魅力的にする
栄養素を強化する

■図－８　食品添加物とは

とはありません。消化を阻害したり健康を損なったりする物質を含んでいる植物はたくさんあります。さらに、加工・貯蔵の過程で新たな化学物質が生まれてくることもあります。

食品の中には、人間が人工合成したもの、自然がつくったものがありますが、そのどちらにも危険な化学物質が含まれている場合があります。ですから、人工物だろうが天然物だろうが、安全性はきちんと調べなければいけないということです。

――少量の毒物は問題ない

毒性が強いと言われるフグ毒は天然のものです。発がん物質があるとされる非常に恐ろしいカビ毒も天然物で、人間ではまだなかなかつくることができません。でも、自然界にはそういう毒性のある物質がいくらでもあります。

また、どんな物質でもある量以上取れば体調がおかしくなったり病気になったりすることは当然あります。毒性評価のための動物実験もそうです。でも、ある特定の物質について、含有量が極めて低く、摂取する量が少なければ問題ないことの方が圧倒的に多いわけです。食べ物とはそういうものです。

人間、動物、植物、微生物　皆、化学物質からできている。
加工貯蔵調理の過程で新たな成分もできる。

- 人工合成物（人間が作った化学物質）
- 天然物（自然界に存在する化学物質）

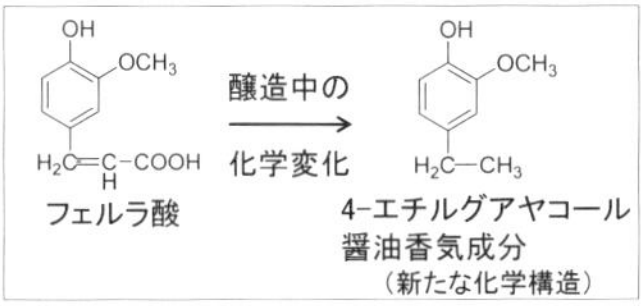

OH
OCH_3
$H_2C=C-COOH$
H
フェルラ酸
醸造中の
化学変化
OH
OCH_3
H_2C-CH_3
4-エチルグアヤコール
醤油香気成分
（新たな化学構造）

しょう油
大豆や小麦の成分（化学物質）が変化してできた調味料

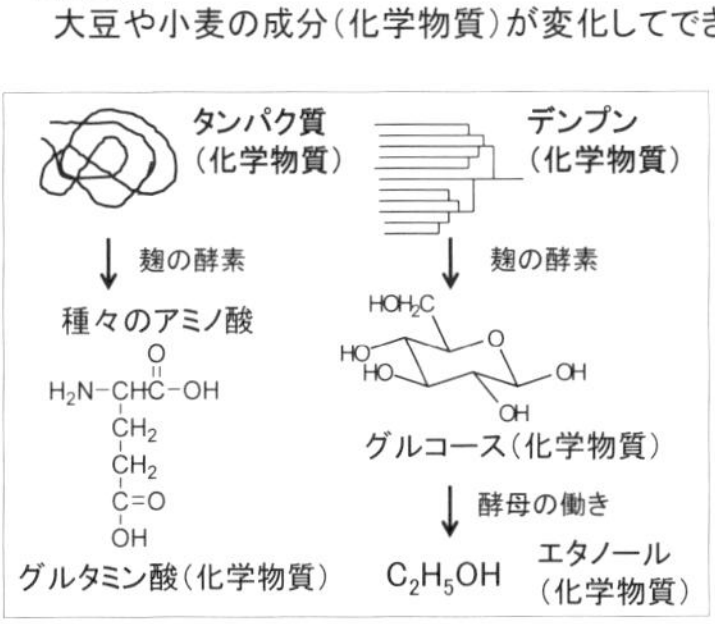

タンパク質
（化学物質）
麹の酵素
種々のアミノ酸
$H_2N-CHC-OH$
CH_2
CH_2
$C=O$
OH
グルタミン酸（化学物質）
デンプン
（化学物質）
麹の酵素
HOH_2C
グルコース（化学物質）
酵母の働き
C_2H_5OH
エタノール
（化学物質）

しょう油に含まれる香味成分（化学物質）

グループ名	化合物	グループ名	化合物	グループ名	化合物
炭化水素	38種	フェノール	17種	含N化合物	8種
アルコール	30種	フラン	16種	含S化合物	15種
エステル	45種	ラクトン	10種	チアゾール	4種
アルデヒド	24種	フラノン	5種	テルペン	3種
アセタール	5種	ピロン	5種	その他	3種
ケトン	24種	ピラジン	30種		
有機酸	26種	ピリジン	7種		

（「醸造物の成分」日本醸造協会）

■図－９　すべての食べ物は化学物質からできている

一つの食べ物には、微量ですが、何百という種類の物質が含まれています。その中の限られた物質だけを大量に取ったならば何が起こるか分からないということです。

しょう油を例に取れば、数百以上の化学物質が含まれているのが分かっていますが、今後、分析法が進んでくれば、この数はどんどん増えてくるでしょう。場合によっては数倍になるかもしれません。これはしょう油のつくり方の問題ではありません。その一つ一つの化学物質の量を無視して評価するとなると、気の遠くなるような話になってくるということです。

●―リスクとハザード、リスクを減らすことが大事

化学物質の中で悪さをするものをハザード（危害要因）と言います。ハザードがなくなることはなく、食品の安全に絶対はありません。また、リスクのことをハザードとよんでいたり、ハザードとリスクを混同したりしているケースが多く見られます。

食品に関して言えば、ハザードとは、人間の健康に悪影響を及ぼす原因となる可能性のある食品中の物質あるいは状態のことを言い、その要因には化学的要因、生物学的要因、物理的要因があります。つまり、ある化学物質やある微生物はハザードであり、ハザードとなる化学物質は分析技術が進んでくれば微量な物質の存在が分かってくるため、ハザードの数は増えてきます。でも、ある物質の量が微量であれば、実際に人間の健康には何の影響も与えることはありません。

現在の我々の生活における安全性は、昔と比べてはるかに高まっています。それは、リスクが下がったということになるわけで、ハザードの数が増えてもリスクが下がることはいくらでもあります。食品中にハザードが存在する結果として人間の健康に悪影響が起きる可能性（確率）とその程度、これをリスクと言いますが、我々にとってはリスクをどうコントロールするか、リスクをどう評価するかが重要になってくるのです。

リスクは下げる必要があるのであって、リスクを上げてはいけないのです。もちろん、ハザードも減らして悪くはないのですが、なかなか原理的に減らせないものもいっぱいあります。だから、リスクを下げる。そこでリスク分析が重要になってくるのです。

リスク分析とは、食品中に含まれるハザードを摂取することによって人間の健康に悪影響を及ぼす可能性がある場合に、その発生を防止し、またそのリスクを低減するための考え方を言います。この中にはリスク評価、リスク管理、リスクコミュニケーションの三つの要素があります。リスクを社会としていかにみんなで減らすかがテーマであり、一つ一つのハザードに対するリスクを評価し、それを社会的に管理し、さらにこれらについてお互いにコミュニケーションを取り合ってリスク全体を下げていくことが大事になってくるわけです。

●——毒か毒でないかは量で決まる

ある化学物質について、動物実験によって摂取量と毒性の生体影響を調べるとします。

多くの量を継続して与えると、当然ですが悪影響が出てきます。動物実験のポイントは、影響が出るまで与えて、どのくらいの量で影響が出るかを調べることです。実験は作用を出すために行うわけですから、通常は影響が出るまで行います。それから量を下げていって、毒性影響が出ない量を決めます。これを無毒性量（NOAEL★）と言っています。次に、不確定な要素がありますから、安全を考えて、安全係数★（多くの場合100）で割って、許容一日摂取量（ADI★）を設定します。これがリスク評価になります。

　リスク評価結果に基づいて管理が行われるわけですが、具体的には、厚生労働省や農林水産省が作物ごと食品ごとに実際の基準をつくるわけです。

　ADIは、通常ネズミの一生涯をかけて与え続けても何の影響も出ない数値からさ

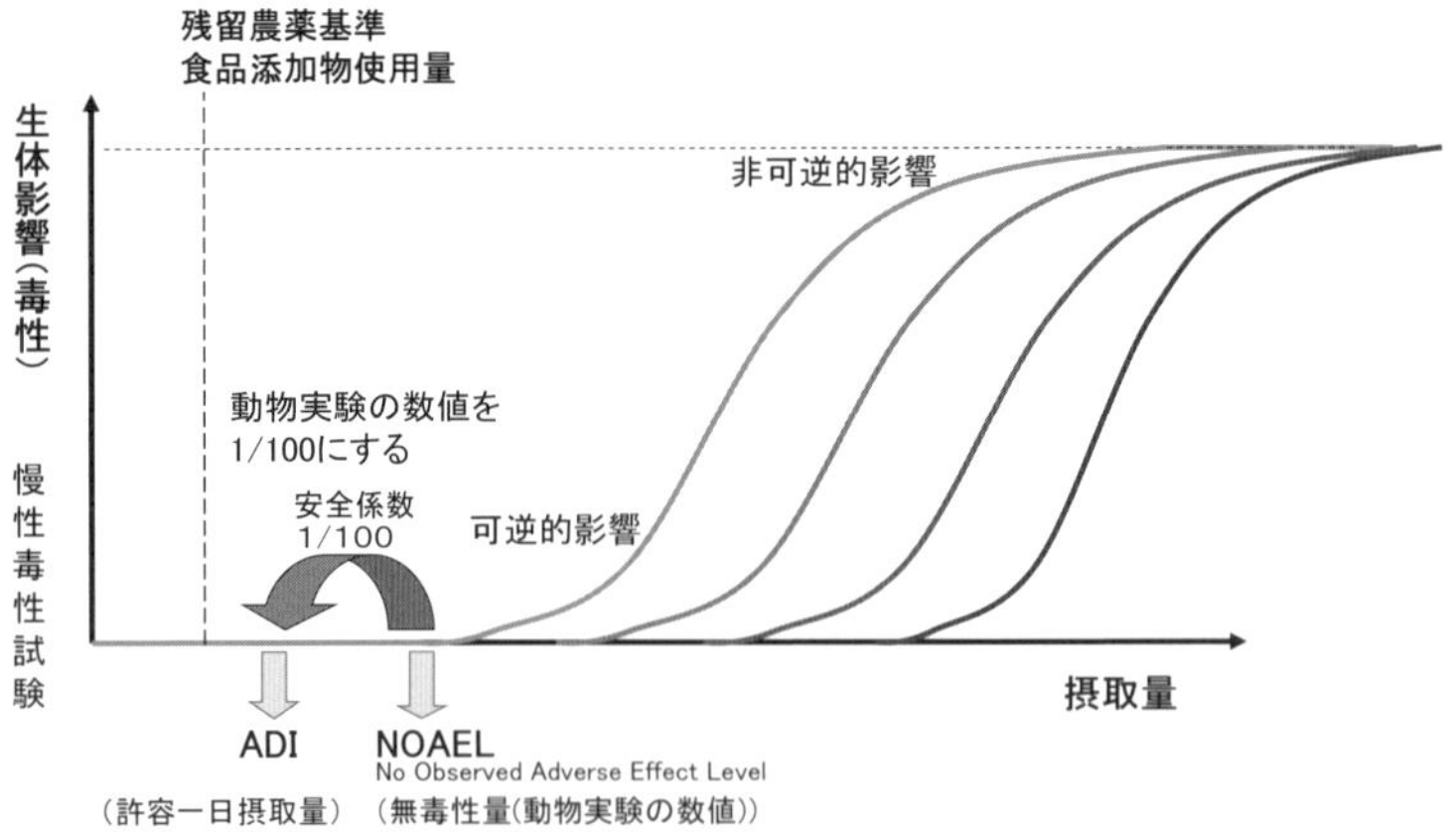

残留農薬基準
食品添加物使用量
生体影響（毒性）
非可逆的影響
動物実験の数値を
1/100にする
慢性毒性試験
安全係数
1/100
可逆的影響
摂取量
ADI
NOAEL
No Observed Adverse Effect Level
（許容一日摂取量）
（無毒性量（動物実験の数値））

■図－10　毒か毒でないかは量で決まる

★—NOAEL
No Observed Adverse Effect Level の略。ある物質について、動物実験などにおいて毒性学的なすべての有害な影響が観察されない最大の量。

★—安全係数
ある物質について、ヒトへの許容一日摂取量（ADI）を設定する際に、通例、動物における無毒性量（NOAEL）に対してさらに種差、個体差といった不確実性を考慮するために用いる係数。

★—ADI
Acceptable Daily Intake の略。許容一日摂取量のこと。ヒトがある物質を毎日一生涯にわたって摂取し続けても、現在の科学的知見からみて、認むべき健康への悪影響がないと推定される1日当たりの摂取量。

らに数値を下げて決められます。そして、作物ごと食品ごとの基準はヒトの摂取量を考慮して、各作物からの総計がＡＤＩを超えないように決められています。ですから、１個の作物で、ある物質が基準を超えたからといって人体に影響を及ぼすような数値には達していませんし、ましてや毒性が出るような数値には遠く届くものではありませんから、特段問題はなく、私たちの体にただちに影響はありません、ということになります。

例えばジャガイモにはソラニンという物質が含まれています。芽や皮に多く含まれている毒物ですが、中身にもあります。ソラニンの作用はアセチルコリンエステラーゼ阻害★で、これは農薬と同じ殺虫成分です。そのソラニンは、ジャガイモが虫に食べられないように自己防衛として自分でつくっている物質ですが、人間にとって、ジャガイモばかり大量に続けて食べれば別ですが、普通にジャガイモを食べている分にはまったく問題はありません。それは取っている量が少ないからです。同様に残留農薬でも、摂取量さえ少なければ問題ないということになります。

★―アセチルコリンエステラーゼ阻害
アセチルコリンエステラーゼとはアセチルコリンという神経伝達物質を分解する酵素で、この酵素が阻害されると正常な神経伝達が行われなくなる。殺虫剤であるマラチオンなどは、この酵素の特異的阻害物質である。

5　安全と安心

●―人間の認識と客観的な安全性にはギャップがある

安全ということを考えるときに、人間の認識と客観的な安全性にはギャップがあります。毒性物質の量が多い場合は当然ダメですが、毒性物質はゼロであることが良くて、ちょっとでも毒性の物質があってはダメだという認識に流れがちです。でも、そのようなことは、今述べたように実験データとは合いません。大切なのは科学的な根拠に基づいた認識です。

●―安心と安全を支えるもの

安全安心という言葉を最近よく耳にしますが、これについては、毒性等に関する客観的なもしくは科学的な事実を得るしかありませんが、大切になってくるのはコミュニケーションです。安心というのはその科学的な事実を信頼できる人から情報として得られるから成立するわけで、「コイツは信用できないヤツだ」と思ったら、どんな情報だって肯定的に受け止めることはできませんね。ですから、信頼が非常に大切になってきます。

信頼されるためには、情報交換（リスクコミュニケーション）や情報開示が必要です。情報が開示されると問題点があぶり出されてきますから、「100%マル」とか「みんなすぐオーケー」なんてことにはなりません。「大丈夫かな」「おかしいな」とみんなで議論しながら「ここに問題がある」と決めていくことができます。

また、長年積み重ねることも大切で、そこから信用が生まれてくると思います。

さらに、安全性のためには規制や監視、罰則も必要ですが、これは安全性そのものを向上させるというより、安全性を担保する、保証するものですから、社会的な手間というかコストがかかることになります。

科学的にということは、簡単なようで非常に難しい問題です。その時点において到達されている水準の科学的知見に基づいて評価を行うということが模範的な答えですが、それがどのようなものかというと、現実的には多くの専門家の理解が得られるということしかないでしょう。もちろん、不確実性はあります。

●―リスクとの付き合い方

食品を含め、どんなものにもリスクがあります。生きている限りリスクがゼロということはありません。あるリスクを減らすことによって別のリスクが増えることもありますから、リスク間の★トレードオフ、★リスクとベネフィットの関係を考えることが必要な場合もあります。では具体的にどうすれば良いかというと、リスクと付き合うために科学的な考え方を身に付ける努力をすることです。もちろん、そのための教育も大切です。

科学で大切なのはリミテーション（制限条件）です。「何でも○、何でも×」「微量でも存在するものはすべてダメ」というのは科学ではありません。前提となる制限条件があって、そこをきちんと言うのが科学者であり、科学的思考ということになります。「この条件なら安全です」という議論が必要で、逆にそれが崩れたら、安全は崩れてしまいます。

その意味で、情報の鵜呑みやメディアの絶対視をしないということが必要です。そして条件がありますから、１００パーセント安全とか１００パーセント危険という○×式思考ではなく、改良改善の努力を心掛け、★フードファディズム（食べ物や栄養が健康に

★―トレードオフ
ある事を求めると、別のある事を犠牲にせざるを得ない状態や関係のこと。

★―リスクとベネフィットの関係
ベネフィット（有用性や有益など）とのかね合いでどこまでリスクを受容できるかと考える考え方。

★―フードファディズム
健康や病気に及ぼす食物や栄養の影響を過大に信じること。
フードファディズムはだいたい次の三つに分類できます。
①食品や食品成分に〝薬効〟を期待させ、〝治療〟に使う
②万能薬的効能をうたう目新しい「食品」を流行させる
③食品を非常に単純に、体に〝いい〟〝悪い〟と決めつける
〈高橋久仁子による〉

与える影響を過大に信じること）に注意しながら、複数の情報にあたることを心掛けてほしいと思います。

リスクはどれくらいあるのかと言いますと、相対的に見ることしかできませんが、食べ物は比較的安全と言えます。死因別10万人当たりの死亡者数で見ると、食中毒では１９６０（昭和35）年で０・２人、１９８０（昭和55）年で０・02人、２０００（平成12）年で０・００３人となっていて、２０１１（平成23）年のがんの２８３人、心疾患の１５５人、自殺の23人、交通事故の５人などと比べてたいへん小さな数値です。また、食品添加物や遺伝子組換え作物を食べて亡くなった方は食中毒統計上ありません。その意味で、相対的な見方も必要ではないでしょうか。

結論を申し上げますと、ヒトは食べなければ生きていけません。食べる以上ゼロリスクはあり得ません。

食べるまでには長い工程があり、あらゆる段階でできる限り安全性を保つ必要があります。

大事なことはリスクとハザードの違いをきちんと分かって判断すること。安全を考えるときには科学的な考え方を持ち、量や確率の概念を持つことが大切です。リミテーションも重要です。

安全は科学、安心は信頼、ということです。

第2章

農薬は安全なのか

——三森国敏——

はじめに

人間が生きていくためには米や野菜、果物を育てるなどして食べ物を得なければならないのですが、雑草や虫との競争に打ち勝ち、効果的に防除し、その食べ物を人間が安定的に獲得するために農薬が用いられてきました。

しかし、その農薬は安全なのか、人間の健康に害を与えるのではないかという疑問や不安を持っている人がたくさんいることも事実です。安全な食生活のために、人間の健康を守るために、農薬にはどのような規制が設けられているのか、第2章ではこれらの点について話を進めていきたいと思います。

まず、農薬の安全性をどのように評価しているのか、そして、許容一日摂取量（ＡＤＩ）の設定はどのように行われているのか、それらのことについての説明から始めようと思います。

その上で、農薬の中には発がん性を示すものがあるのではないかという疑問、本当に大丈夫なのかと不安を持つ方もいらっしゃると思いますが、発がん性があっても農薬として使用できるものとそうではないものがあるということについて認識を新たにしていただけたらと思います。

また、私たちが毎日食べている食品の中には多かれ少なかれ農薬が含まれていますが、残留基準値（ＭＲＬ）がどのように決められて、ＡＤＩに比べてどのくらい低いレベルに設定されているのか、それらについてもお話ししていきたいと思います。

1　生産性を上げるためにつくられた農薬だが…

●――農薬は経済の安定、飢えからの解放のために登場した

農作物の生産を脅かすものとして、雑草、カビ、寄生虫、ダニ、ウイルスそして果物や野菜の葉を食べてしまう昆虫類などがあります。これらがはびこると、農作物の生育が阻害されたり、農作物が食べられたりして収穫量が減少しますので、農家が経済的な損失を被るだけでなく、私たち人間の飢えにもつながってきます。

そこで、農薬の登場となります。農薬が使用されると、このような昆虫類や雑草などを駆除することができます。その結果として農作物の収穫量は安定して、経済の安定、さらには飢えからの解放が実現できることとなります（図―11）。

まず、過去に使用されていましたが現在では使用できない農薬の話です。一番よく知られているのはＤＤＴやＢＨＣという有機塩素系農薬です。耳にされたことがあるかもしれませんが、これらは第２次世界大戦の終わり頃に開発され、殺虫剤として用いられました。これらの農薬は、非常に安価で即効性があるという特徴から、世界中で大量に使用されました。

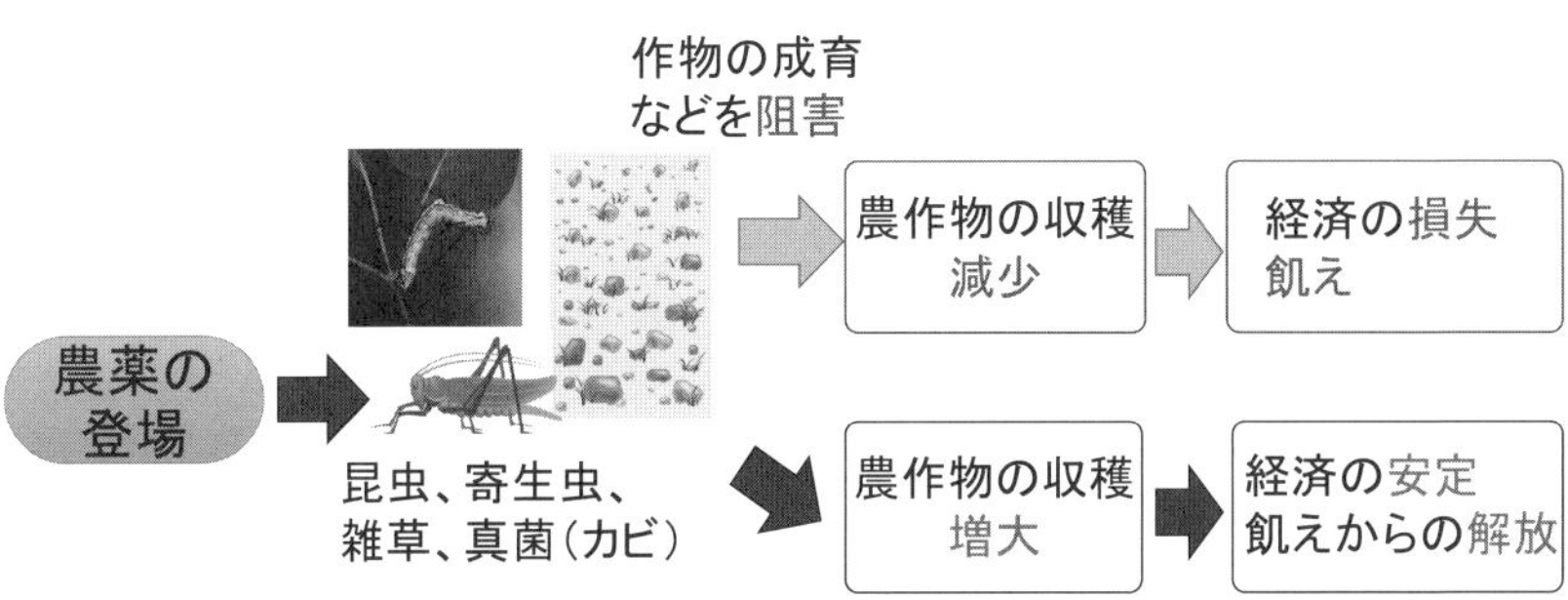
作物の成育
などを阻害
農作物の収穫
減少
経済の損失
飢え
農薬の
登場
昆虫、寄生虫、
雑草、真菌（カビ）
農作物の収穫
増大
経済の安定
飢えからの解放

■図－11　農薬が登場した理由

このＤＤＴやＢＨＣは、散布されると分解されないまま長い間土壌中に残ります。土壌中で分解しにくいですから、環境中に蓄積していくことになります。

その結果として、土壌中に蓄積したＤＤＴやＢＨＣは、根から吸収されて農作物の中に入り、汚染された農作物を食べることにより私たちの体に入ってきます。そして、生体内の脂肪に徐々に蓄積され、ある一定量を超えると、肝臓に毒性が生じたり、発がん性、あるいは催奇形性などが誘発されるということが明らかとなりました。

ＤＤＴやＢＨＣはすでに多くの国で使用が禁止されており、もちろん我が国でも使用されていません。

●—極めて強い毒性物質、枯葉剤

もう一つの例をあげると、２、４、５—Ｔという農薬があります。２、４、５—トリクロロフェノキシ酢酸というのが正式名で、ベトナム戦争のとき枯葉剤として使用されたものです。

２、４、５—Ｔは、選択的に雑草を枯らしてしまうという作用を持っています。ところが、枯葉剤の２、４、５—Ｔをつくる過程で、副産物として２、３、７、８—テトラクロロジベンゾ—１、４—ジオキシンが

2,4,5-T（2,4,5-トリクロロフェノキシ酢酸）

•ベトナム戦争で枯葉剤として使用された。

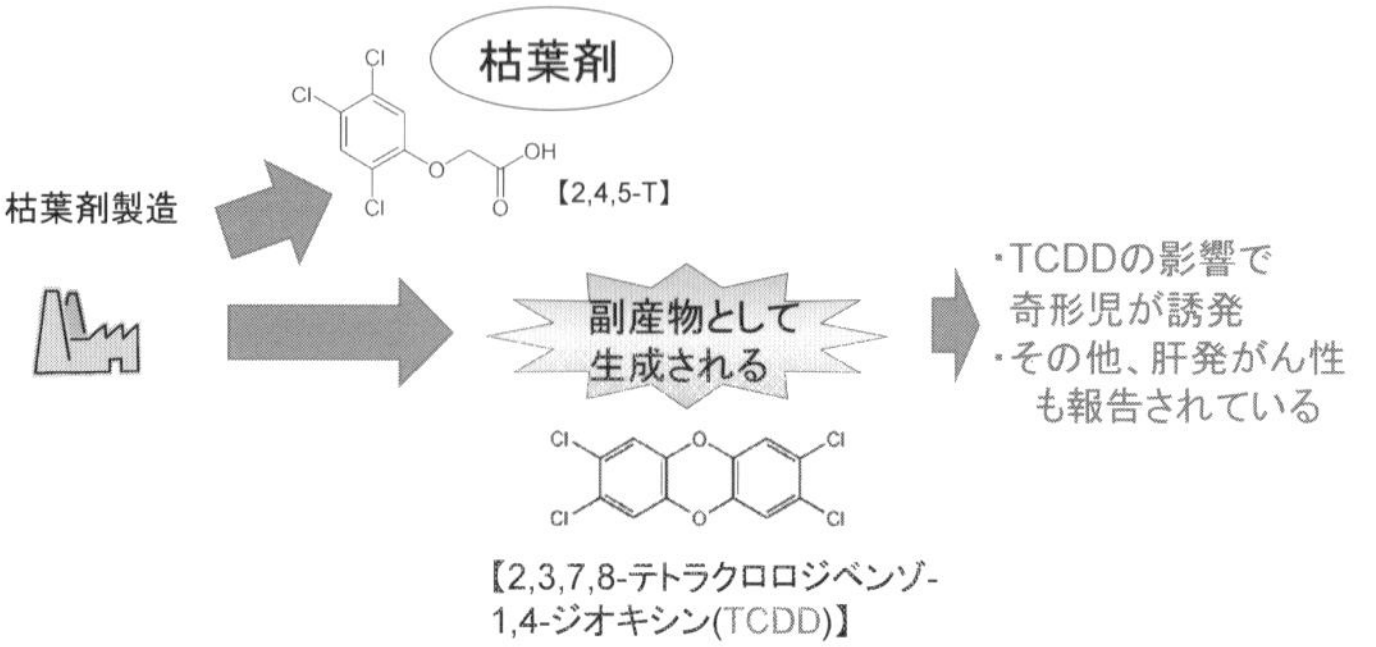
枯葉剤
枯葉剤製造
【2,4,5-T】
副産物として生成される
・TCDDの影響で奇形児が誘発
・その他、肝発がん性も報告されている
【2,3,7,8-テトラクロロジベンゾ-1,4-ジオキシン(TCDD)】

■図－12　登録が失効した農薬

生成されます。これがＴＣＤＤとよばれるダイオキシンの一種なのですが、極めて強い毒性物質で、強い催奇形性、発がん性を示すものです。

当初は、２、４、５―Ｔに毒性があることは、開発メーカーも知りませんでした。しかし、ＴＣＤＤが副産物として農薬中に入っていたために、散布された結果、奇形児の発生や、肝臓がんの発生などが報告されるようになったのです。

この農薬は、１９６５（昭和40）年には使用禁止となり現在は使われていませんが、なぜこのような農薬が、一時的とはいえ使われたかというと、１９４０年代頃は、農薬を製造するメーカーは、農薬として効果があれば良いとの認識が強く、人間に対する有害作用、いわゆる毒性がある可能性を認識していませんでした。土壌に蓄積して、それが食べものを通じて人間の体に入ってくるとは予測もしていなかったわけです。

もう一つの問題点として、１９４０年代には、農薬の毒性を検出する試験法が未熟であったことがあげられます。今から60～70年前、このようなことがあって、各国政府はより安全で人間に危害を加えない農薬をつくらなければいけないと認識し、アメリカ、ヨーロッパ、日本等を中心として農薬の安全性の問題に取り組み、安全性の評価方法を確立していきました。

１９６０年代には、国連の部局であるＦＡＯ（国際連合食糧農業機関）とＷＨＯ（世界保健機関）が合同で、残留農薬専門家会議（ＪＭＰＲ）を設立し、国際的な農薬の安全性評価の方法を確立していきました。

ここから、その安全性評価の方法（リスク評価手法）について、どのような毒性試験で評価されているのか、無毒性量（NOAEL）はどのように決定されるのか、ADIはどのように設定されるのか、そして最大残留基準値（MRL）はどのように設定されるのか、これらについて少し詳しく説明したいと思います。

2　農薬の毒性をどのように評価するのか

農薬を登録するために必要な毒性試験とは

農薬の摂取による影響を確認するための毒性試験には主に次の六つがあります。

単回投与毒性試験…1回だけ投与することによってどんな毒性が発現するか

反復投与毒性試験…繰り返し投与することによってどんな毒性が発現するか

発生毒性試験…先天異常の原因になるかどうか

生殖毒性試験…生殖過程に影響があるかどうか

遺伝毒性試験…突然変異や染色体異常を誘発するかどうか

発がん性試験…体内に腫瘍を発生させるかどうか

この六つのすべてについて実験動物を用いた毒性試験を実施して、得

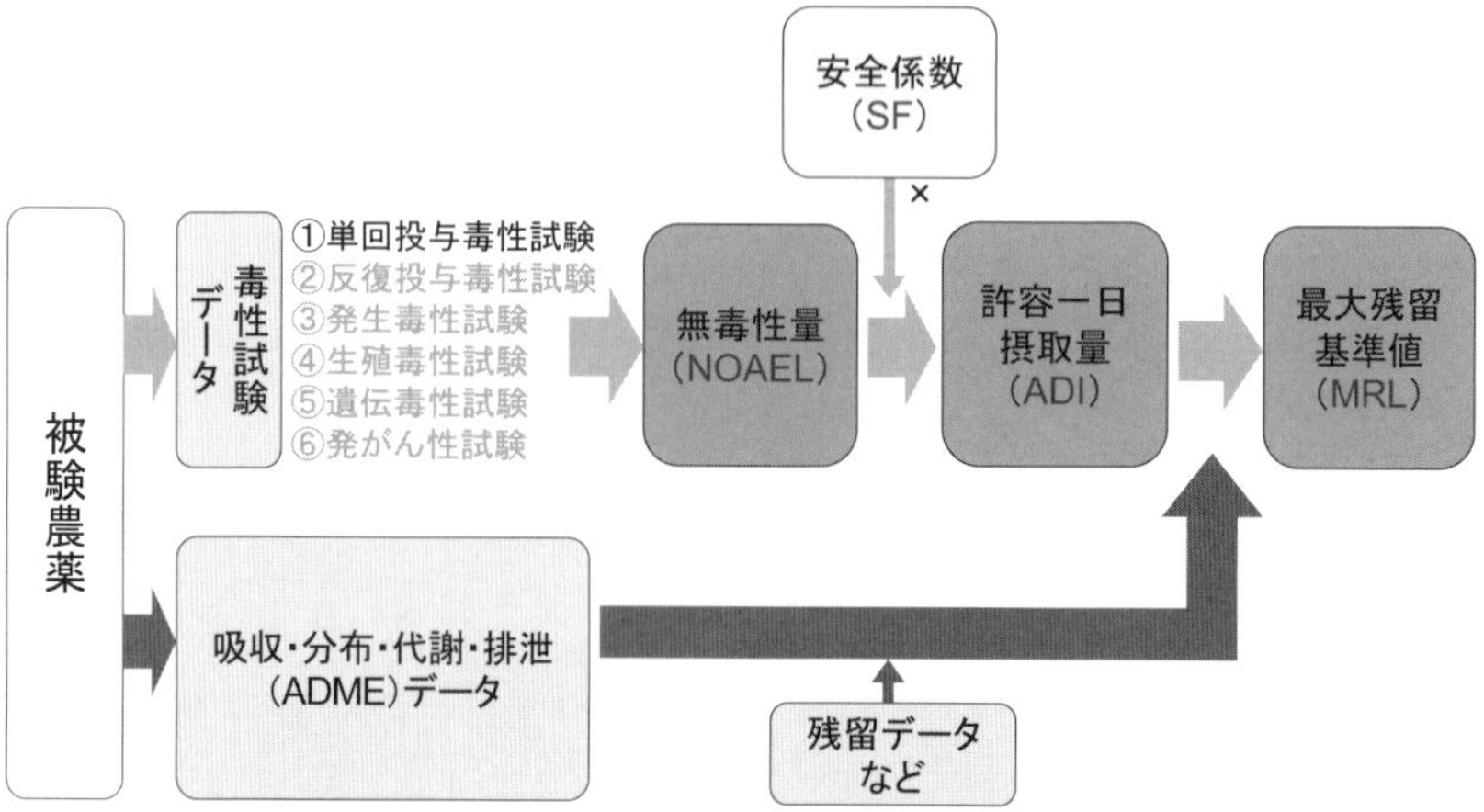
安全係数
（SF）
×
被験農薬
毒性試験データ
①単回投与毒性試験
②反復投与毒性試験
③発生毒性試験
④生殖毒性試験
⑤遺伝毒性試験
⑥発がん性試験
無毒性量
（NOAEL）
許容一日
摂取量
（ADI）
最大残留
基準値
（MRL）
吸収・分布・代謝・排泄
（ADME）データ
残留データ
など

■図－13　農薬の許容一日摂取量等の設定法

られたデータをすべてそろえない限り農薬の安全性は確認できないとされており、農薬登録の申請にあたっては、これらの毒性試験データを政府に提出することになっています。

そして、これらの毒性試験データから最も低いＮＯＡＥＬを導き出して、それを安全係数―ほとんどの場合１００です―で除してＡＤＩが設定されます。

それ以外に、農薬が体に入ったらどのように吸収され、どのように分布され、どのように代謝、排泄されるのかを検討する、薬物動態のデータや、植物の中でどのように代謝されていくのかを検討する植物代謝試験のデータも提出されます。さらには作物残留試験があり、例えばニンジンやトマトなど、その農薬が使用される作物に対し、定められた方法で使用されるとどのくらい残留するのかというデータを参考にして、農薬が農作物に最大限残留してもＡＤＩより十分に低いことが確認された上でＭＲＬが設定されます。

食品中のＭＲＬの設定に加え、環境や農薬使用者などへの安全性についても確認され、国による登録を受けた農薬についてのみ製造や販売が許可されます。

農薬登録申請に提出が必要な毒性試験などの資料として、国は模式図に掲げたような資料を要求しています。先に説明した毒性試験、薬物動

●急性毒性試験

- 急性経口毒性（ラット、マウス）
- 急性経皮毒性（ラット、ウサギ）
- 急性吸入毒性（ラット）
- 皮膚刺激性（ウサギ、モルモット）
- 眼刺激性（ウサギ、モルモット）
- 皮膚感作性（モルモット）
- 急性神経毒性（ラット）
- （・急性遅発性神経毒性：ニワトリ）

●中長期的な毒性試験

- 21日間経皮毒性（ラット）
- （・亜急性吸入毒性（90日間：ラット））
- （・亜急性神経毒性（90日間：ラット））
- （・28日間遅発性神経毒性：ニワトリ）
- 亜急性毒性（90日間：ラット、マウス、イヌ）
- 慢性毒性（1年間：ラット、マウス、イヌ）
- 発がん性（1.5-2年間：ラット、マウス）
- 繁殖毒性（ラット）
- 発生毒性（催奇形性：ラット、ウサギ）
- 遺伝毒性（変異原性）
- その他

●代謝試験

- 動物体内運命試験
- 植物体内運命試験

●一般薬理試験

- 生体機能への影響

●環境中での影響

- 土壌中運命試験
- 水中運命試験

■残留試験

- 農作物への残留性
- 土壌への残留性
- 後作物への残留性

■図－14　農薬登録申請時に提出が必要な毒性等の資料

態試験、植物代謝試験、作物残留試験に加え、土壌中や水中などの環境中でどのように農薬が分解されていくのかなどの資料の提出を求めています。

毒性が発現しない農薬の投与量を求める

毒性試験の中には、農薬の投与を繰り返し行う反復投与毒性試験があります。農薬を動物に一定の期間、短期間の場合には28日から3カ月間、長期間の場合には1年から2年、毎日投与して、その動物にどのような有害作用が誘発されるかを検査します。

この試験ではラットやマウスなどの実験動物に毎日、エサの中に農薬を混ぜるなどして投与するのですが、観察・検査項目として眼検査、尿検査など八つの項目があり、通常、私たちが人間ドックで受ける検査項目とほとんど同じような項目を検査します。試験に使った動物は、試験が終了した時点で、解剖して病理組織学的な検査を行います。

この毒性試験から、確実な毒性が発現する確実毒性量、毒性が発現する最小投与量である最小毒性量（ＬＯＡＥＬ）、毒性が発現しない最大投与量であるＮＯＡＥＬの数値が得られ、これを基にＡＤＩが設定されることになります。

■ 農薬を動物に所定の期間、繰り返し投与し有害作用の誘発を検査
短期:28日～3カ月、長期:1年～2年

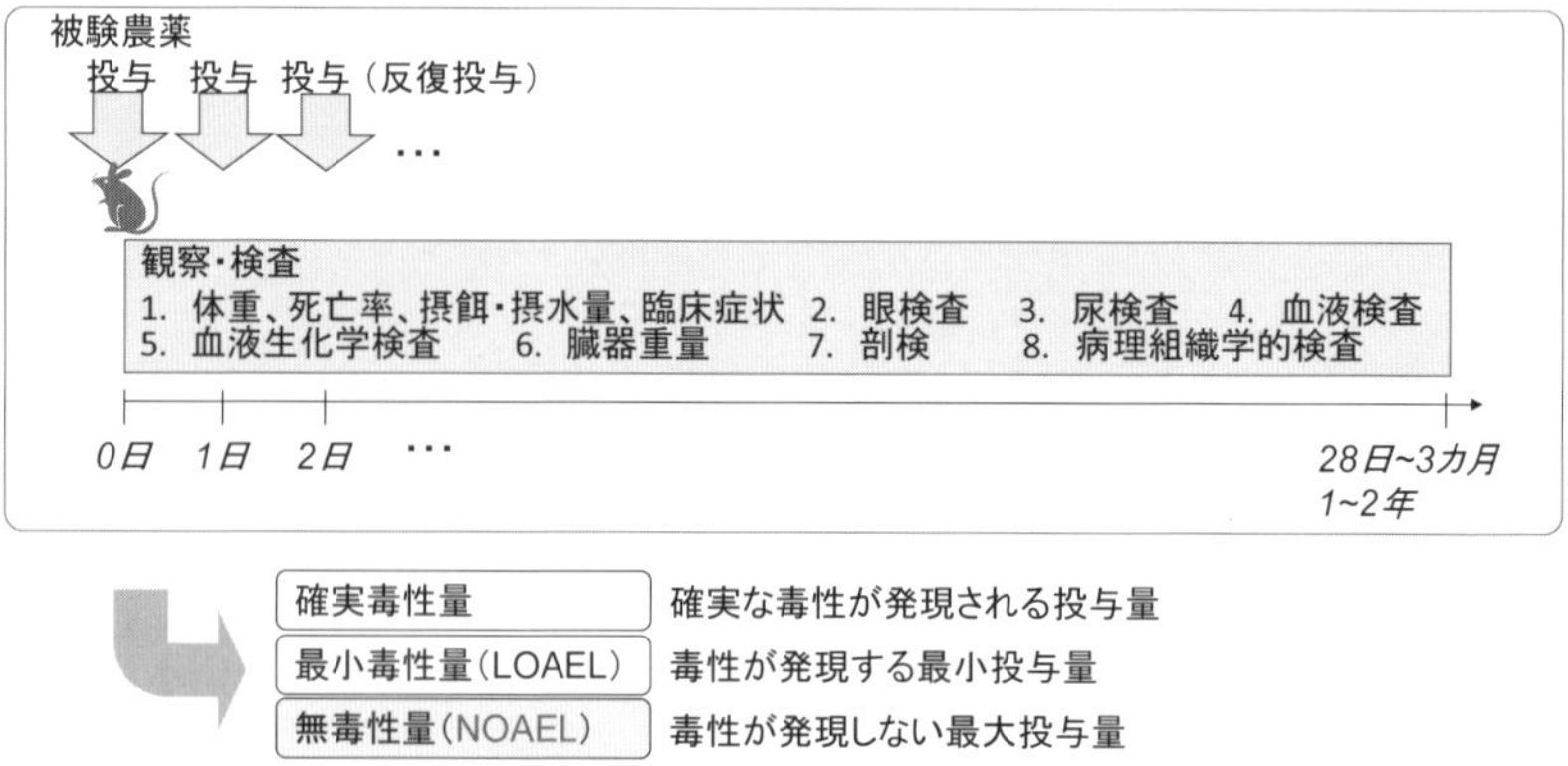
被験農薬
投与 投与 投与（反復投与）
…
観察・検査
1. 体重、死亡率、摂餌・摂水量、臨床症状 2. 眼検査 3. 尿検査 4. 血液検査
5. 血液生化学検査 6. 臓器重量 7. 剖検 8. 病理組織学的検査
0日 1日 2日 …
28日~3カ月
1~2年
確実毒性量 確実な毒性が発現される投与量
最小毒性量（LOAEL） 毒性が発現する最小投与量
無毒性量（NOAEL） 毒性が発現しない最大投与量

■図－15 反復投与毒性試験

奇形が起こらない農薬の投与量を求める

発生毒性試験は、農薬が先天異常の原因になるか否かを検査する試験で、妊娠中の母動物や胎児への影響を調べます。

実験に使うのはラットやマウス、ウサギです。ラットの場合妊娠期間は21日です。妊娠6日目から10日間、胎児のさまざまな器官が形成されていく時期に農薬を母動物に強制的に投与して、妊娠末期の21日目に帝王切開して子宮から胎児を取り出します。その後、胎児の骨格に異常があるかどうか、内臓に奇形があるかどうかなどを調べて、奇形の発生率を検査します。

正常に分娩された場合に比べ、図―16の中央下部の右側のラットのように小さく生まれてくる場合があります。「矮小児（わいしょうじ）」と言われますが、これも一種の奇形になります。

奇形が起こらないNOAELを求めるのが発生毒性試験です。

多世代にわたる検査をして繁殖能力に影響がない農薬の投与量を求める

生殖毒性試験は、親の世代、子どもの世代、さらにも孫の世代まで農

■ 農薬が先天異常の原因になるか否かを検査

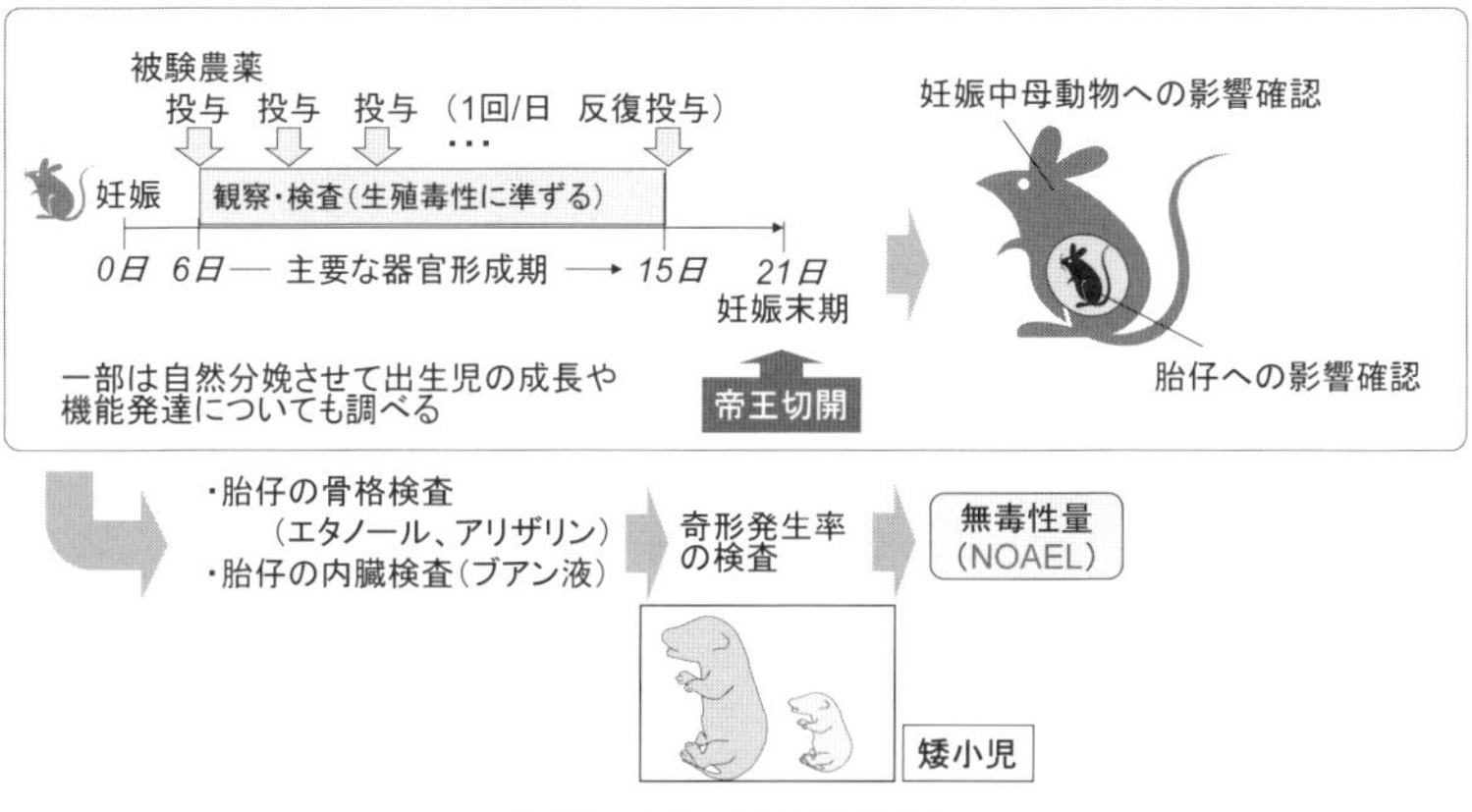

被験農薬
投与 投与 投与 (1回/日 反復投与)
妊娠
観察・検査(生殖毒性に準ずる)
0日 6日 主要な器官形成期 15日 21日
妊娠末期
妊娠中母動物への影響確認
胎仔への影響確認
一部は自然分娩させて出生児の成長や機能発達についても調べる
帝王切開
・胎仔の骨格検査
(エタノール、アリザリン)
・胎仔の内臓検査(ブアン液)
奇形発生率の検査
無毒性量
(NOAEL)
矮小児

■図－16　発生毒性試験

薬を摂取させて、繁殖過程にどのような影響があるかを調べる試験です。

図—17にありますように、主にラットを使い150日間、農薬を親動物に投与して、その間に交配、妊娠、出産をさせます。生まれてきた子どもが第2世代ですが、生まれて3週ぐらいで離乳しますから、その子どもにも、離乳後また同じように150日間農薬を投与していきます。ラットの場合はだいたい10週間ぐらいで大人になりますから、その後交配、妊娠、出産をさせます。この孫の第3世代のラットに対しても、どのような影響が発現するかを見ていきます。

親の世代、子の世代、孫の世代にわたって、農薬が繁殖の過程にどのような影響を及ぼすかを見るのが生殖毒性試験で、その結果に基づいて繁殖能力に影響がないNOAELを求めます。

●—農薬がDNAを損傷し突然変異や染色体異常を誘発するかどうかを調べる

遺伝毒性試験は、農薬が生体の遺伝子の構成成分であるDNAを損傷して突然変異や染色体異常が誘発されるかどうかを検査する試験です。この試験は、遺伝子の構成要素DNAや染色体に変化を与え、細胞または個体に悪影響をもたらす性質を調べるものです。

■ 二世代試験：生殖過程全般（交配、着床、器官形成、胎仔期、授乳期）に対する影響を検査

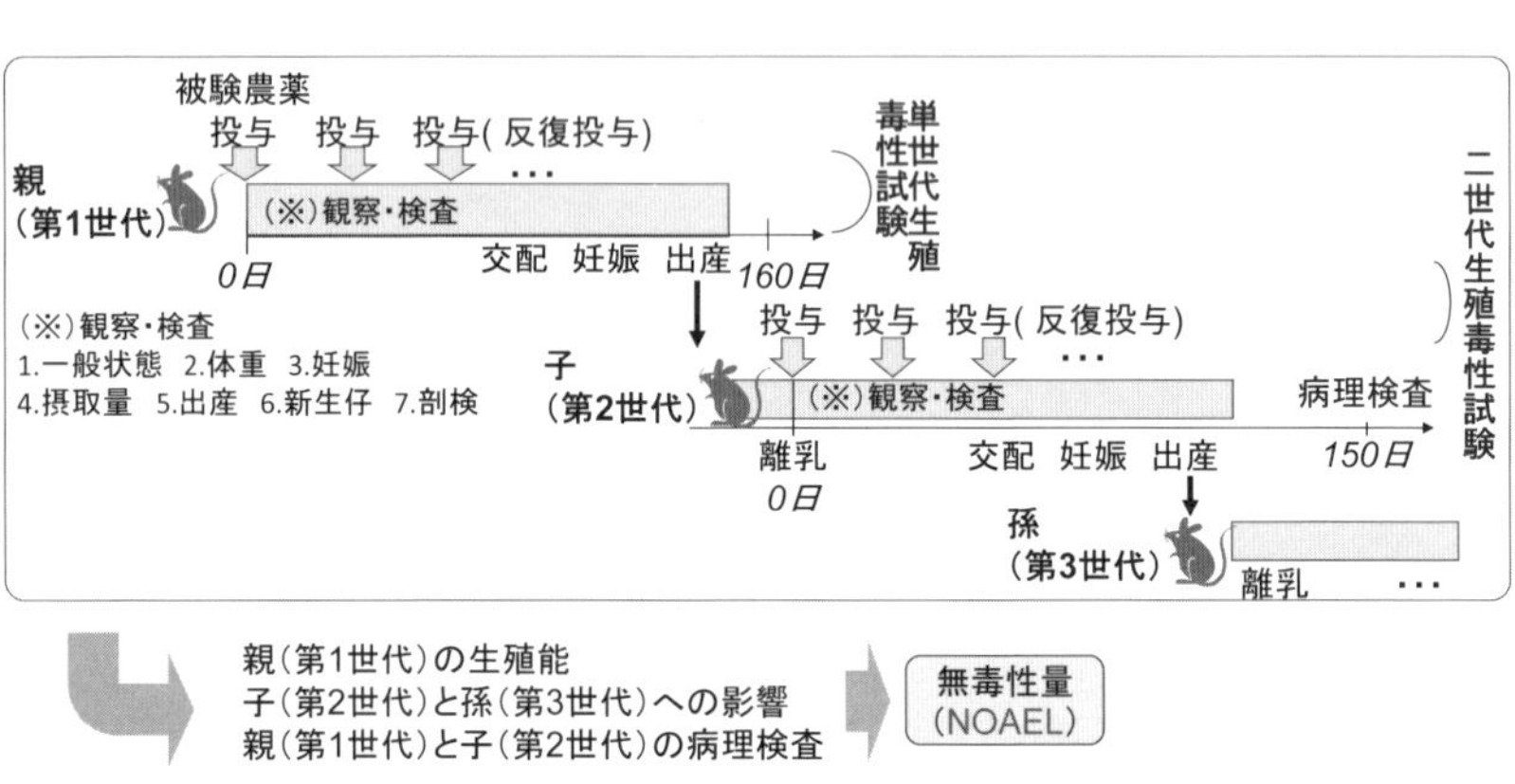

被験農薬
投与　投与　投与（反復投与）
親（第1世代）
（※）観察・検査
0日
交配　妊娠　出産
160日
単世代生殖毒性試験
二世代生殖毒性試験
（※）観察・検査
1.一般状態　2.体重　3.妊娠
4.摂取量　5.出産　6.新生仔　7.剖検
子（第2世代）
投与　投与　投与（反復投与）
（※）観察・検査
病理検査
離乳
0日
交配　妊娠　出産
150日
孫（第3世代）
離乳
親（第1世代）の生殖能
子（第2世代）と孫（第3世代）への影響
親（第1世代）と子（第2世代）の病理検査
無毒性量（NOAEL）

■図－17　生殖毒性試験

通常、この試験には、ｉｎ ｖｉｔｒｏ（「試験管内の」という意味）試験として復帰突然変異試験（Ａｍｅｓ試験）と染色体異常試験が、そして実験動物を用いたｉｎ ｖｉｖｏ（「生体内で」という意味）試験として小核試験の三つが求められています。この三つの試験は必ずセットで実施しなければならないことになっています。

Ａｍｅｓ試験では、腸内細菌のサルモネラ属菌などに農薬を投与し、その農薬に突然変異を起こす作用があるかを確認します。試験には特定の栄養素がないと生育できない菌株が用いられていますが、投与した農薬に突然変異作用がある場合、その栄養素がなくても生育できるようになるので、突然変異を起こしたサルモネラ属菌が増えてくるか否かを検査する試験です。

染色体異常試験は、ほ乳動物の培養細胞に農薬を投与し、その培養細胞の染色体に異常が起こるか否かを検査する試験です。ちなみに人間の染色体は46本、23対ありますが、23対のうちでどこかに異常があると奇形児が生まれてくる可能性があります。図―18で見ると、矢印の箇所にはX染色体が三つあり、一本多くなっています。例えば、人間の場合第21番染色体が3本になって生まれてくる子どもがダウン症です。

小核試験は、実験動物を用いて骨髄にある赤血球への農薬投与の影響を見る試験です。血液に含まれている赤血球は、骨髄でつくられ、赤血

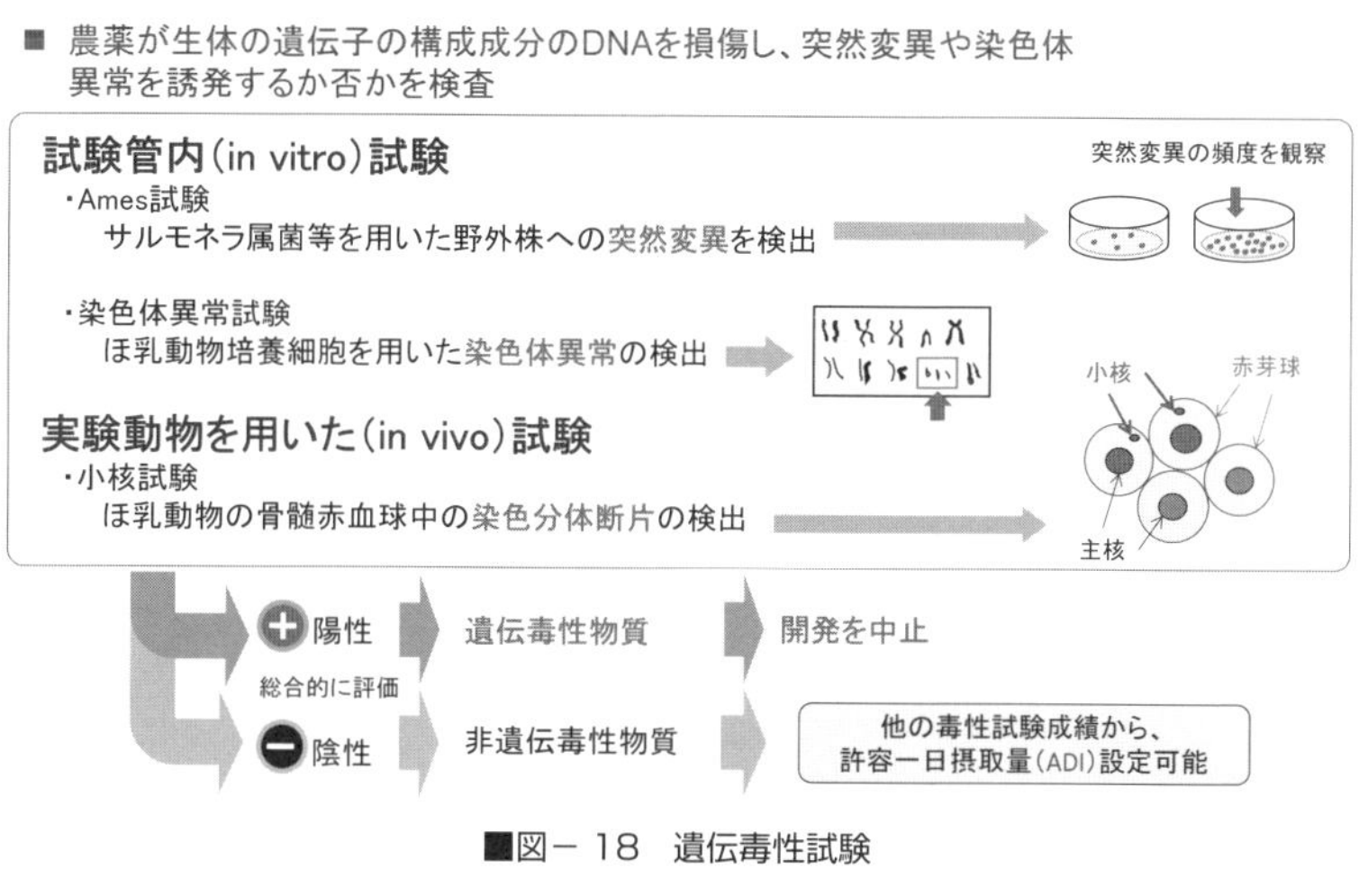

■ 農薬が生体の遺伝子の構成成分のDNAを損傷し、突然変異や染色体異常を誘発するか否かを検査
試験管内(in vitro)試験
突然変異の頻度を観察
・Ames試験
サルモネラ属菌等を用いた野外株への突然変異を検出
・染色体異常試験
ほ乳動物培養細胞を用いた染色体異常の検出
実験動物を用いた(in vivo)試験
・小核試験
ほ乳動物の骨髄赤血球中の染色分体断片の検出
小核
赤芽球
主核
陽性
総合的に評価
陰性
遺伝毒性物質
開発を中止
非遺伝毒性物質
他の毒性試験成績から、許容一日摂取量(ADI)設定可能

■図－18　遺伝毒性試験

球になる前の幼若な細胞として赤芽球がありますが、その赤芽球の細胞の中には核があります。この核が抜けると、通常の赤血球となって酸素を運んでくれるわけですが、赤芽球に染色体異常が起こりますと、核の隣に小さい核（小核）が発現します。これは遺伝子が壊されたことを示唆し、小核を持っている赤血球がたくさん増えれば、小核試験陽性ということになります。

このような遺伝毒性試験を実施し、結果が陽性の場合には、遺伝毒性物質に分類され、このようなものが人間にばく露されると、人間の遺伝子に傷をつけることになります。このような遺伝毒性を有する農薬は基本的には農薬登録されないので、その場合、農薬の開発メーカーは、ここで開発を中止することが多いです。

結果が陰性の場合は、非遺伝毒性物質と言い、他の毒性試験成績からＡＤＩを設定することができるので、通常、農薬メーカーはまず遺伝毒性試験で陰性であることを担保しない限り開発を先に進められません。

●──農薬を長期間投与して腫瘍の誘発がないかを調べる

発がん性試験は、農薬を長期間投与し、体内に腫瘍が発生してくるかどうか検査する試験です。

ガイドラインでは、主にラット、マウスの２種類を用いて行うこととされています。毎日、農薬をラットまたはマウスに投与します。ラットの寿命はだいたい２年です。ちなみに野生のドブネズミの寿命は1年半くらいです。現在、実験動物として使われているラットはSPF動物といって、非常にきれいな環境で飼われていて、2年から2年半ぐらい生きます。そのラットにほぼ一生涯農薬を投与し、どのような腫瘍が誘発されてくるかを検査するのが発がん性試験です。

よく誤解されることなのですが、エサの中に毒性物質が入っていないエサをラットに2年間食べさせた場合、腫瘍は何も発生しないだろうと思う方が多いのですが、そのようなことはありません。人間と同じです。人間も何十年と生活をしていると、いろいろな病気が起こりますし、がんになることも多くあります。同じように、動物も加齢とともにがんになりえるのです。

一定期間農薬を投与した後、病理学的検査を行い、全身の組織をくまなく検査します。各臓器にどんな腫瘍が発生したかどうかを顕微鏡で検査するのが発がん性試験です。これには、非常に手間がかかります。

農薬を投与しない群（対照群）に比べて農薬を投与した群の個体における腫瘍の発生個数や発生頻度が高かった場合は発がん性ありと判定されます。

一方、農薬の投与群と対照群の腫瘍の発生個数、発生頻度がほとんど同じか、あるいは投与群のほうが少ない場合は発がん性なしと判定され

■ 農薬を長期間投与し、体内に腫瘍を発生させる、または発生を促進するか否かを検査

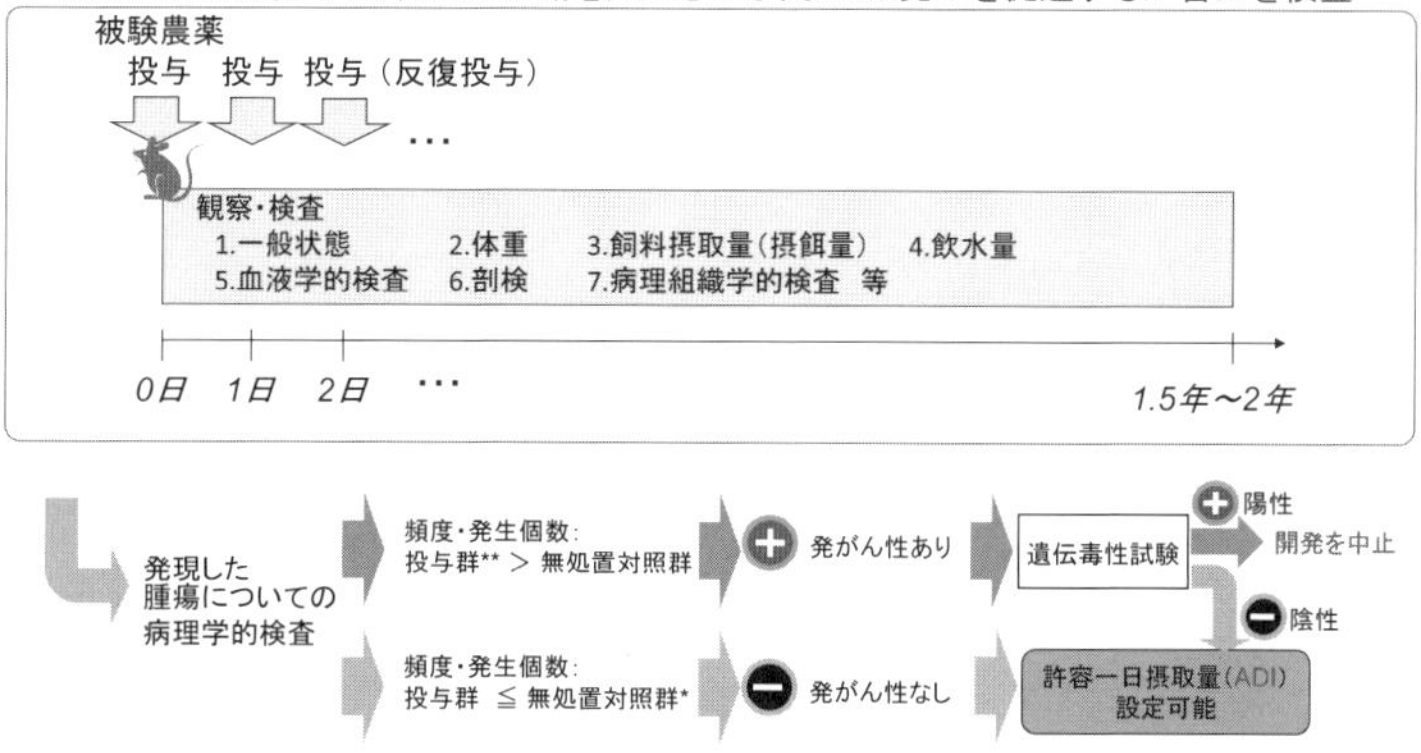

被験農薬
投与　投与　投与（反復投与）
…
観察・検査
1.一般状態　2.体重　3.飼料摂取量（摂餌量）　4.飲水量
5.血液学的検査　6.剖検　7.病理組織学的検査　等
0日　1日　2日　…　1.5年～2年
発現した腫瘍についての病理学的検査
頻度・発生個数：投与群** ＞ 無処置対照群
発がん性あり
遺伝毒性試験
陽性
開発を中止
陰性
頻度・発生個数：投与群 ≦ 無処置対照群*
発がん性なし
許容一日摂取量（ADI）設定可能

*: ラットやマウスを2年間無処置で飼育しても種々の臓器・組織に種々の腫瘍が自然発生する。
**: 農薬に発がん性があると、自然発生腫瘍の数が投与群でさらに増加したり自然発生では見られない腫瘍が投与群に誘発される。

■図－19　発がん性試験

ます。

発がん性があり、遺伝毒性試験で陽性であった場合、わずかな量でも遺伝子に影響を及ぼし、がんを誘発する可能性があるので、農薬メーカーはここで開発を中止します。しかし、発がん性があっても遺伝毒性が陰性の場合は十分に毒性が確認された上で農薬として登録されることがあります。「では、発がん性がある農薬がなぜ売られているのか」という話になりますが、これは後でお話しします。

農薬の発がん性試験では一つの試験で雄200匹、雌200匹、少なくても400匹に2年間、農薬を投与して、病理学的検査をします。検査結果が出るまでに3年から3年半ぐらいかかります。費用としては、ラットで1億5000万円、マウスで1億円ぐらいかかります。

3　規制値をどのように決定するか

——毒性試験成績からADIをどのように設定するか

このようにして行われた毒性試験の成績に基づいてADIが設定されますが、その方法を図—20に示しました。

毒性試験として90日間や1年間の反復投与毒性試験、生殖毒性試験、

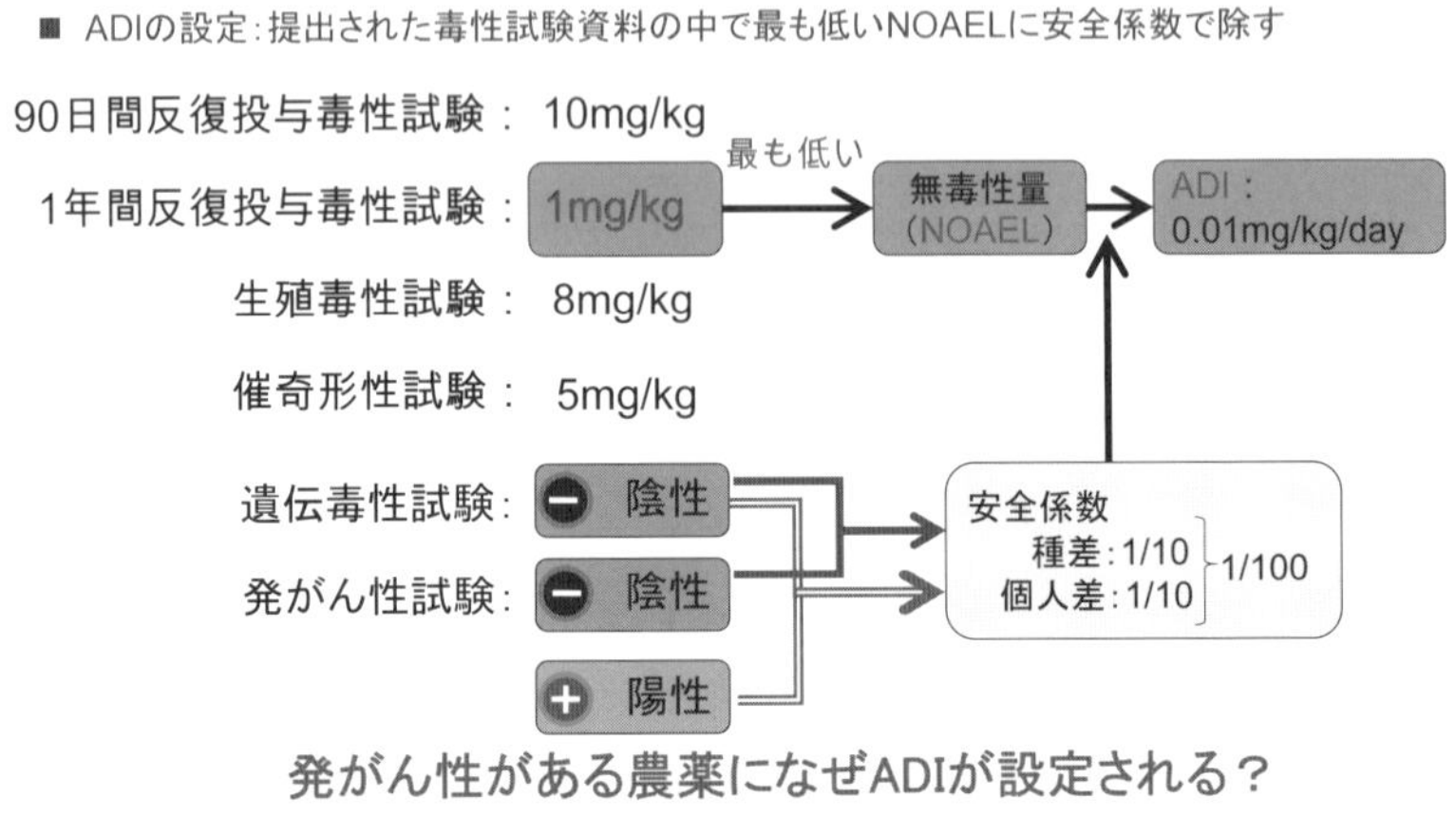
■ ADIの設定：提出された毒性試験資料の中で最も低いNOAELに安全係数で除す
90日間反復投与毒性試験：10mg/kg
1年間反復投与毒性試験：1mg/kg
最も低い
無毒性量（NOAEL）
ADI：0.01mg/kg/day
生殖毒性試験：8mg/kg
催奇形性試験：5mg/kg
遺伝毒性試験：陰性
発がん性試験：陰性
陽性
安全係数
種差：1/10
個人差：1/10
1/100
発がん性がある農薬になぜADIが設定される？

■図－20　農薬のADIの設定方法

発生毒性試験などが実施されますが、図―20に示すように、原則としてこれらの試験で得られた無毒性量（㎎／㎏ 体重／日）の数値の中で最も低いＮＯＡＥＬを最も鋭敏な影響として検討します。この例では「１」がＮＯＡＥＬの最小値となります。

さらに遺伝毒性試験が陰性で発がん性試験でも陰性が得られたならば、安全係数として一般的には実験動物から人間に外挿するための動物種差のための10分の１、人間には個人差がありますから、さらに10分の１、これを掛けた１００分の1を、このＮＯＡＥＬの１（㎎／㎏ 体重／日）に掛けます。そうすると、ＡＤＩは1掛ける１００分の１ですので０・01㎎／㎏ 体重／日と設定されることになります。

●―発がん性があってもＡＤＩが設定できる場合とできない場合がある

先に、発がん性があっても登録できる農薬があるとお話ししましたが、発がん性試験が陽性でも遺伝毒性試験が陰性であれば、ＡＤＩは設定できるからです。発がん性がある農薬なのに、なぜＡＤＩが設定できるのでしょうか。

報道などで「発がん性がある農薬○○」という表現がよくなされますが、この「発がん性」には2種類あるということを認識してください。

発がん物質には、遺伝毒性発がん物質と非遺伝毒性発がん物質の2種類あります。遺伝毒性発がん物質の農薬としての使用は許可されません。一方、非遺伝毒性物質である農薬は発がん性があっても使用が認められます。

●—非遺伝毒性発がん物質は条件付きで使用が認められる

発がん性についての基本的な考え方をお話しします。遺伝毒性試験が陽性で、さらに発がん性試験も陽性の場合、これを遺伝毒性発がん物質とよびます。この場合は先ほどもお話ししたように、わずかな量でも遺伝子に影響を及ぼし、がんを誘発する可能性があるので、ＡＤＩの設定はできません。

一方、遺伝毒性が陰性で発がん性試験が陽性の場合、これは非遺伝毒性発がん物質とよばれ、ＡＤＩの設定が可能です。

ただし、この場合には、非遺伝毒性発がん物質であることを証明する必要があります。ですから、非遺伝毒性発がん物質が農薬として登録される場合にはこのことがきちんと証明されていることが前提になります。

●—遺伝毒性発がん物質はがんになる危険性があり農薬として許可されない理由

それでは、遺伝毒性発がん物質がなぜいけないのかについてもう少し詳しく説明します。私たちの体の細胞を遺伝毒性発がん物質が攻撃すると、細胞の核の中のＤＮＡの損傷を引き起こすのです。その場合でも、

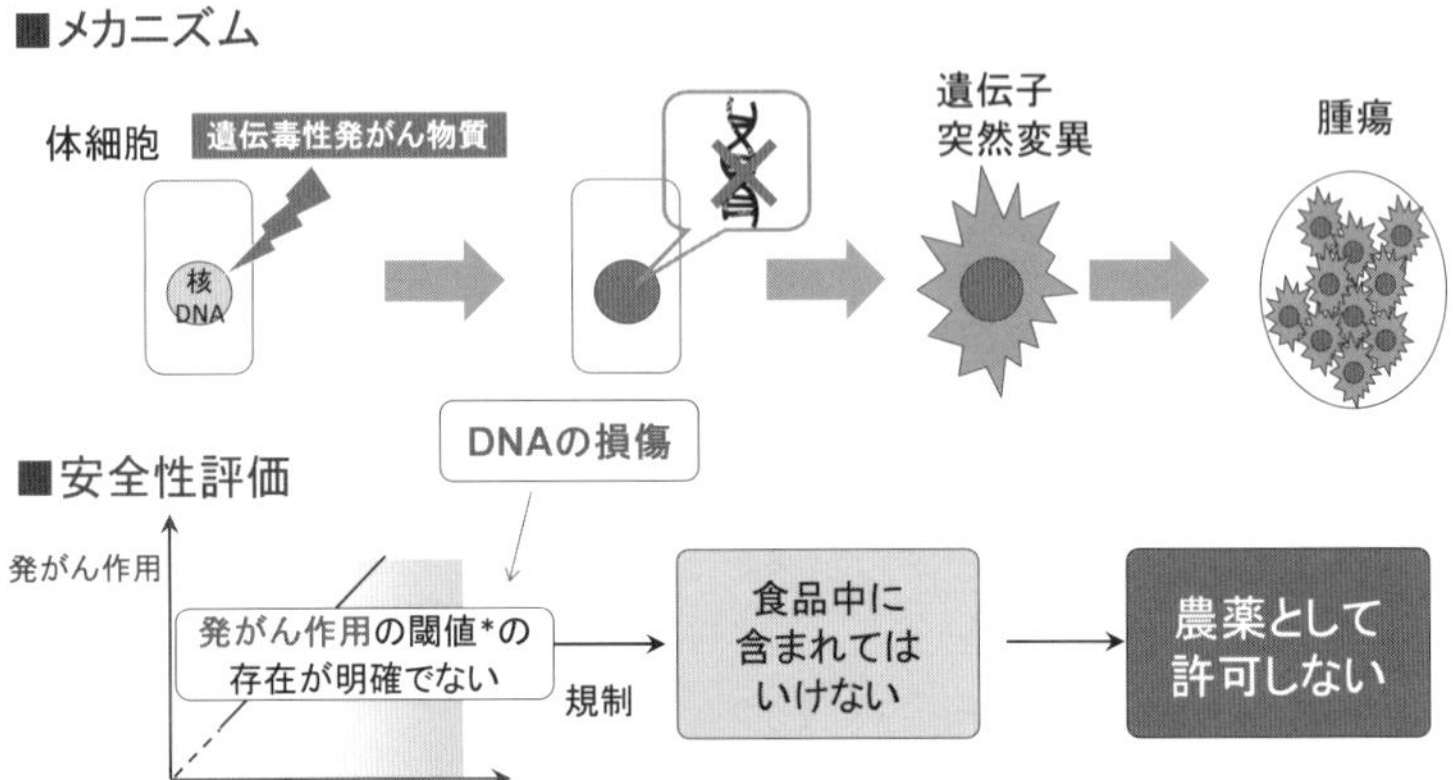
■メカニズム
体細胞
遺伝毒性発がん物質
核
DNA
遺伝子
突然変異
腫瘍
DNAの損傷
■安全性評価
発がん作用
発がん作用の閾値*の
存在が明確でない
?
規制
食品中に
含まれては
いけない
農薬として
許可しない

*閾値（いきち）：ある作用によって生体に反応がおこる場合、反応をおこすのに必要なその作用の最小投与濃度

■図－21　遺伝毒性発がん物質の発がん機序

人間の体は―実験動物も同じですが―非常に良くできていて、遺伝子の損傷を修復する能力を持っており、修復することができるのです。しかし、修復能力を超えて損傷した場合は修復ができず、遺伝子に突然変異が起こってしまうのです。

突然変異が起こると、いわばがんの芽（がんの赤ちゃんの状態）が発生し、そのまま放っておくと、がん化する可能性があります。安全性評価の観点からいくと、このような遺伝毒性発がん物質は閾値（いきち）の存在が明確ではないのです。閾値とは、ある作用によって生体に反応が起こる場合、反応を起こすのに必要な最小投与濃度のことです。ここから下は何も起こらないという濃度、つまり閾値がとれないのが、遺伝毒性発がん物質です。

遺伝毒性発がん物質による発がん作用は、わずかでも摂取されれば発がんが起こり得る可能性が高く、微量でも入っていれば発がんの可能性が否定できないということになります。このようなことから各国政府は農薬として許可しません。

●―非遺伝毒性発がん物質は腫瘍を成長させるが、発がん閾値の設定は可能

一方、非遺伝毒性発がん物質のメカニズムですが、非遺伝毒性発がん物質はＤＮＡを攻撃しません。ただし、持続性の組織障害や細胞増殖を促進するような作用を持っています。このような作用を持っている物質に長期間さらされると、細胞分裂が促進され細胞を増加させます。

人間を含むほ乳動物の細胞では、毎日自然発生的に突然変異が生じています。特に増殖能力の高い胃や皮膚の粘膜、男性の場合は精巣などで、毎日細胞分裂を繰り返していて、突然変異は自然発生的に起こります。しかし、動物の体は、突然変異を修復する能力を持っているので、だいたいのものは修復することができるのですが、突然変異の頻度が多い場合、すべては修復できません。

突然変異が起こると、これががんの芽になる可能性があります。そのときに、非遺伝毒性発がん物質にばく露されると、突然変異した細胞を増加させ、がんの芽の成長が促進されて腫瘍ができてしまいます。もともと非遺伝毒性発がん物質はＤＮＡを損傷しませんが、ほ乳動物や人間の体で自然に発生する突然変異を拾って増殖させ、腫瘍化してしまうのです。

このような細胞分裂の刺激作用は、投与濃度を下げていくとあらわれませんので、これには閾値があるということになります。閾値よりも下の用量であれば人間に対して発がんを引き起こしませんから、ＡＤＩの設定は可能になります。食品からのばく露量を影響の生じる濃度より低く設定すれば、使用可能ということになります。したがって、非遺伝毒性発がん物質は農薬として許可されるのです。

この二つを誤解されている方がけっこういらっしゃいますが、わずか

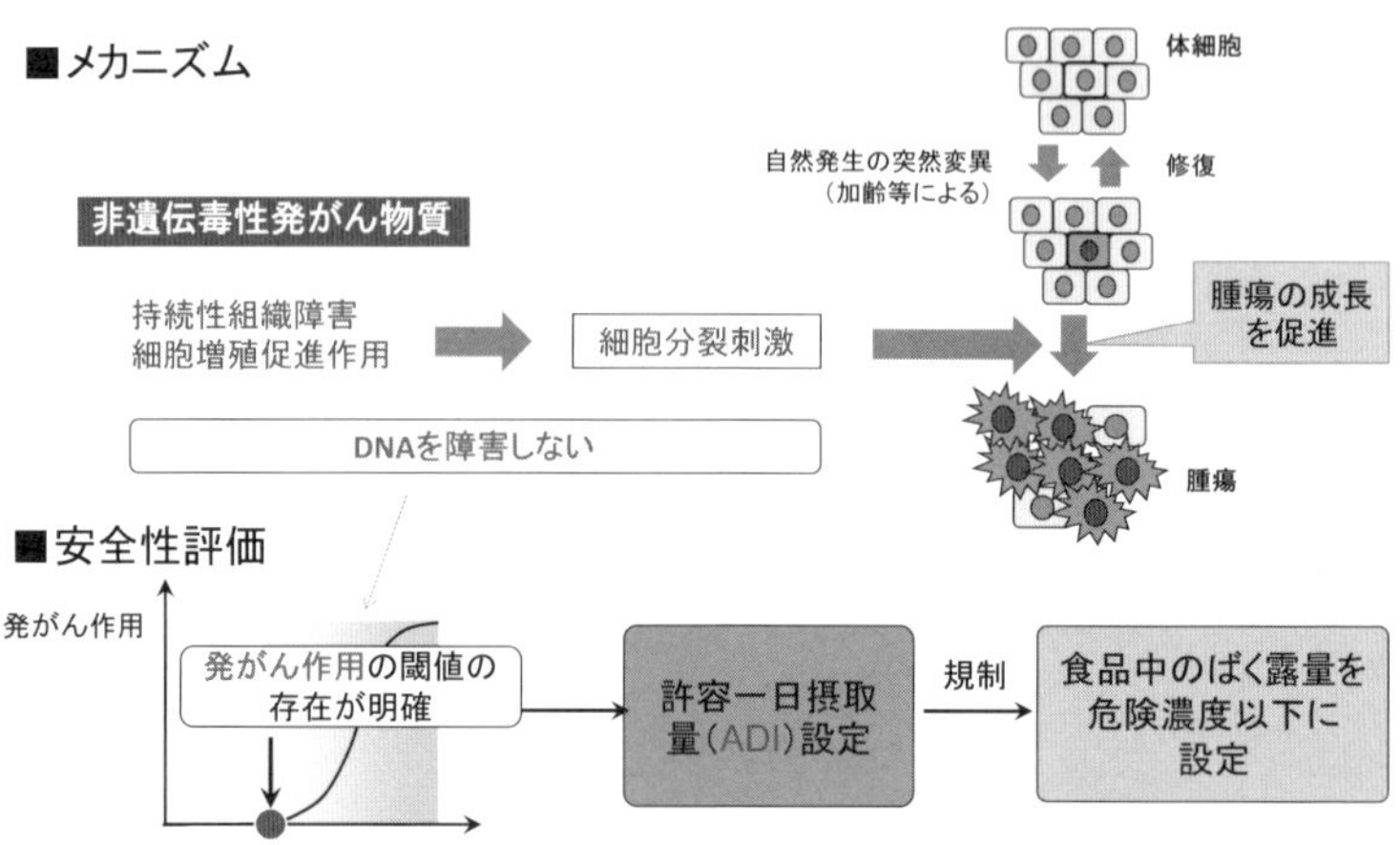
メカニズム
体細胞
自然発生の突然変異
（加齢等による）
修復
非遺伝毒性発がん物質
持続性組織障害
細胞増殖促進作用
細胞分裂刺激
腫瘍の成長を促進
DNAを障害しない
腫瘍
安全性評価
発がん作用
発がん作用の閾値の存在が明確
許容一日摂取量（ADI）設定
規制
食品中のばく露量を危険濃度以下に設定

■図－22　非遺伝毒性発がん物質の発がん機序

な摂取でも悪影響を与えうるのは遺伝毒性発がん物質であって、すべての発がん物質ではないということがお分かりいただけたのではないでしょうか。

●―残留基準値、一日摂取量はどのように決めるのか

最後に、MRLをどのように決めるのかを説明します。MRLを決めるには、ADIだけでなく、1日にどのくらい農作物を食べているかという一日摂取量の情報が必要になります。

農薬を実験動物に投与して実施された毒性試験を評価し、ADIを設定するとともに、実際にどれくらいの農薬を摂取しているかのばく露評価までがリスク評価になり、これを担当しているのが食品安全委員会です。ADIが設定されてから農薬の残留基準値を設定するところはリスク管理になり、MRLの設定は厚生労働省が管轄することになります。

MRLの求め方ですが、作物残留試験で想定される使用法に基づき用いられた場合、例えばキュウリに農薬が何ppm含まれているという実測値のデータが示されますので、そのデータをもとにして、まず仮のMRLを設定し、この仮のMRLを用いて1日の摂取量を算出します。幼少児、妊産婦、高齢者、成人は、食べ物の量が違いますので、それぞれ

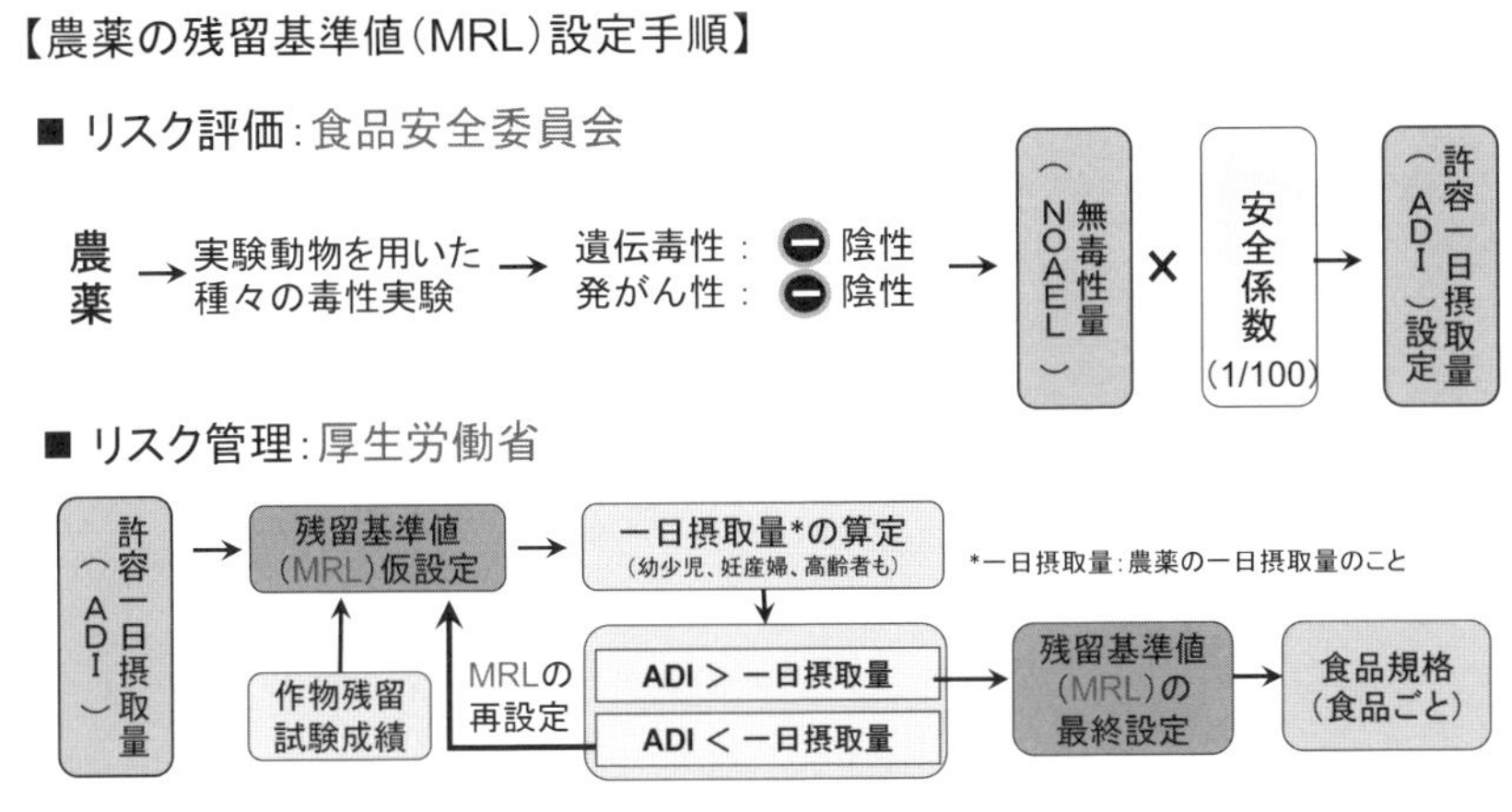

【農薬の残留基準値(MRL)設定手順】
■ リスク評価:食品安全委員会
農薬
実験動物を用いた種々の毒性実験
遺伝毒性:陰性
発がん性:陰性
無毒性量(NOAEL)
×
安全係数(1/100)
許容一日摂取量(ADI)設定
■ リスク管理:厚生労働省
許容一日摂取量(ADI)
残留基準値(MRL)仮設定
一日摂取量*の算定(幼少児、妊産婦、高齢者も)
*一日摂取量:農薬の一日摂取量のこと
作物残留試験成績
MRLの再設定
ADI > 一日摂取量
ADI < 一日摂取量
残留基準値(MRL)の最終設定
食品規格(食品ごと)

■図－23　残留基準値の設定方法

について1日にどのくらい農作物を食べているかを把握する必要があります。1日に米を例えば１００ｇ食べるとして、米に仮のＭＲＬの上限まで残留していると仮定し、これらを掛け合わせ、農薬の摂取量を計算します。さらにりんご、キャベツ、みかんなどに残留している農薬の量も同様に計算して加えていきます。

こうして得られた農薬の摂取量は体重当たりの値であるＡＤＩに平均体重を掛けて得られた値よりも下回っていることが条件となります。ＡＤＩよりも一日摂取量が少ない場合には仮のＭＲＬが残留基準値になりますが、この条件にかなわなければ、農薬の使用基準をより残留量が少なくなるように見直して、あらためて仮のＭＲＬ設定を行います。この作業を繰り返し、最終的にＡＤＩの80％以下になるような形で厚生労働省は残留基準値を決めています。

4　現在の農薬の安全性を検証する

●――食品中に含まれる農薬の量と規制値の関係

食品中に含まれる農薬における各規制値であるＮＯＡＥＬ、ＡＤＩ、ＭＲＬなど、それぞれのことは理解したけれども、それらはどのような関係にあるのかということにふれたいと思います。図―24・25に示してみました。

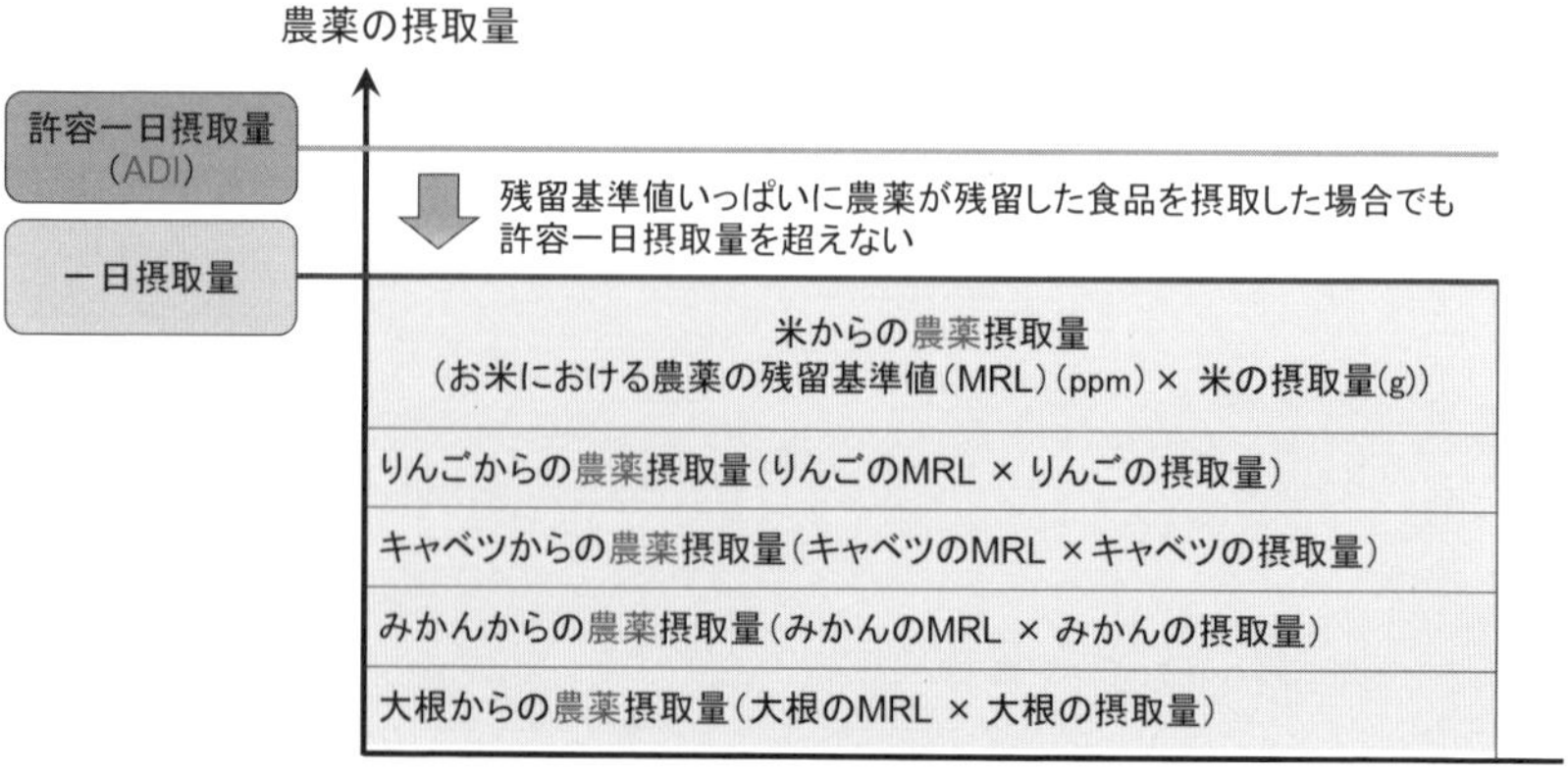
農薬の摂取量
許容一日摂取量
(ADI)
一日摂取量
残留基準値いっぱいに農薬が残留した食品を摂取した場合でも
許容一日摂取量を超えない
米からの農薬摂取量
（お米における農薬の残留基準値(MRL)(ppm)× 米の摂取量(g)）
りんごからの農薬摂取量（りんごのMRL × りんごの摂取量）
キャベツからの農薬摂取量（キャベツのMRL ×キャベツの摂取量）
みかんからの農薬摂取量（みかんのMRL × みかんの摂取量）
大根からの農薬摂取量（大根のMRL × 大根の摂取量）

■図－24　ADIと一日摂取量の関係

動物で毒性試験を行い、投与量、摂取量が大きくなれば毒性影響が大きくなっていき、さらに投与量が増すと、場合によっては死をむかえることになります（図―25右側）。動物試験のＮＯＡＥＬが何も影響しないという量です。

安全係数は通常１００分の１です。ただ、認められた毒性の症状によっては、さらに追加の安全係数を掛けますので、より小さい数値のＡＤＩが設定されます。

ＡＤＩに比べて残留基準値はどのくらいの数値なのかを説明します。各農薬には必ず分析法が検討されており、ｐｐｂレベルまで検出できるようになっています。

作物ごとの残留農薬基準値は、ＮＯＡＥＬの値から比べると、１万分の１から10万分の１ぐらいの低さですので非常に微量なものです。ニュースなどで「基準値をオーバーした農薬が検出されました」などと報道されることがありますが、一つの食品について基準値より少しオーバーしたところで、全体ではＡＤＩまでには到達しないレベルであり、さらにＡＤＩからＮＯＡＥＬまでには通常１００倍もの差があります。

したがって、この点を理解していただくと、基準値をオーバーしたからといって、危険であると考えるのではなく、冷静に受け止めていただけると思います。

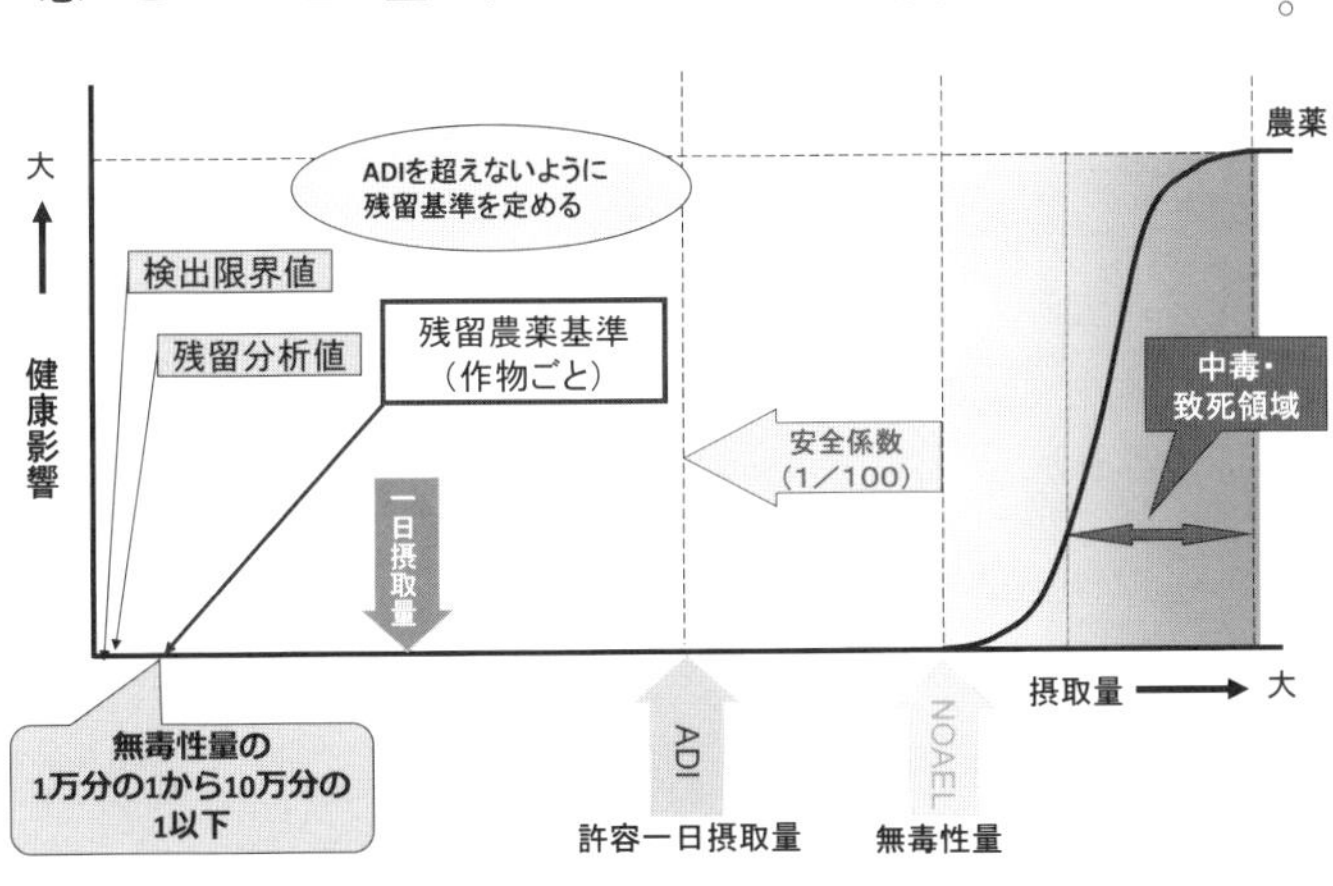

農薬
大
健康影響
ADIを超えないように
残留基準を定める
検出限界値
残留分析値
残留農薬基準
（作物ごと）
中毒・
致死領域
安全係数
（1/100）
一日摂取量
摂取量
大
無毒性量の
1万分の1から10万分の
1以下
ADI
許容一日摂取量
NOAEL
無毒性量

■図－25　農薬における各規制値の関係

●―現在の農薬は安全性が確保されている

現在の農薬は次のような条件をクリアしています。

①病害虫や雑草等に選択的な効能効果を有している。
②農作物への残留が少ない。
③分解性が良く土壌や水への残留性が低い。
④急性毒性が低い。
⑤反復投与による重篤な毒性が発現しない。
⑥遺伝毒性が陰性である。
⑦発がん性が陰性または陽性であっても、非遺伝毒性発がん物質である。

したがって、過去に事件や事故を引き起こした農薬とは異なり、現在使用されている農薬の安全性は確保されていると考えてよいと思います。

第3章

食べたものはどこへいく？
過剰摂取のリスク～脂質の例～

山添 康

はじめに

第3章では、食べたものはどこへいくのかについて話を進めたいと思いますが、その中でも、多くの人が関心を持っている過剰摂取の仕組みとリスクについて、脂質を題材にして述べたいと思います。

どうして脂肪―ここでは「脂質」とよぶことにします―は食べるとすぐ身につくのでしょうか。身につくと言えば、例えば英語とか知識がすぐ身につくなら非常に良いけれども、そっちの方はなかなか身についてくれません。ところが脂肪はいらないと思ってもすぐ身についてしまいます。どうして脂肪は食べ物の中ですぐ身についてしまうのか。しかも、いらないと思ってもなかなか体から出ていってはくれません。どうして、そのような仕組みが我々の体に備わっているのか。どういう仕組みがあるから、肥満になり、さらに高血圧や心臓疾患など、いろいろな箇所で生活習慣病のような疾病と関わってくるのかなどについて、トランス脂肪酸を主人公にして話を進めたいと思います。

1 脂質を取り過ぎるとどうなるか

●——脂質の過剰摂取は肥満、高脂血症、高血圧などの原因に

脂質は、過剰に取っても人間の体は「もういらないよ」とはなかなか言ってくれなくて、体の中に入ってしまいます。さらに、体の中に入っても使い切れなかった脂質は、中性脂肪として体の中の1カ所ではなくて、さまざまな場所にたまってしまいます。

そうはいっても、よくご存じのように、脂質は非常に重要な栄養素です。たぶん、小学校時代に三大栄養素という言葉を聞いたことがあると思います。糖質とタンパク質とそれから脂質のことで、その中で脂質は一定単位（重さ）当たりでいうと、最も効率の良いエネルギー源で、非常に大事なものだと習いました。このこと自体は事実で、決して間違いではありません。

ただ、重要な栄養素だけれど、いったん、体の中に入ってしまうと、体のあちこちにたまってなかなか出て行ってはくれません。外に出るのにも非常に時間がかかります。

体の外に出るということは、それまでたまっていた体の組織から出ることですが、そのためには血流に乗らなければいけません。血流に乗るためには、それを運んでくれる運び屋が必要になります。血流の中にいる運び屋に乗っかって、運搬してもらって別の場所に動かなければなりません。これが非常に難しい作業なので、いったん入ってしまうとなかなか出ていきません。

たまるだけなら、体が太り、動くためのエネルギーが余分に必要になるぐらいで、まだ良いかもしれません。しかし、それ以上に、もっと大きな問題があります。

それは、取り過ぎることによって肥満、高脂血症、高血圧などのリスクが加わってくることです。若い人だったら、運動をするなどして、どんどん入ってきたエネルギーを消費できるけれども、高年齢になってしまうと、なかなか運動するといっても限度があるため、どうしてもたまってしまいます。ですから、脂質は常に取り過ぎによる健康の問題と抱き合わせになっているのです。

コラム

脂質の働き

脂質は三大栄養素の一つで、次のような働きがあります。①体にとって予備的なエネルギー源になります。エネルギー源と言えば糖質もそうですが、糖質はいわば即戦力で、脂質は予備に蓄えられたエネルギーということになり、必要に応じて消費されます。②内臓などの粘膜、細胞膜や血管を強くするビタミンAやビタミンDの吸収を助けます。ビタミンAなどは親油性ですから、脂肪がないと吸収できません。③体温を維持したり、外部からの衝撃から脂肪の壁が内臓を守ってくれます。

●——植物油からの脂質の摂取はごく最近から

我々は生活の中でけっこうな量の脂質を取っています。動物由来の食品からも取っていますし、現在では、植物由来の食品からもかなりの量を取っていて、それを栄養源にして生活をしています。

動物からの脂質の摂取は、かなり古い時代からありました。狩猟や乳製品をつくって取るなどの長い歴史を持っています。しかし、植物由来の油を食料として使うことは、実はそれほど昔からあったことではないのです。

「でも、菜種油があったじゃないか」と言われるかもしれません。江戸時代から確かにありました。けれども、菜種油はどのように使っていたかというと、行燈として明かりをとるために燃やしていたわけで、主に食料以外のために使っていたわけです。

このことはヨーロッパなどでも基本的に同じでした。菜種油については、西洋菜種は、実はからしと同じ仲間、つまりマスタードと同じ仲間なので、中に辛みの成分が入っていて、絞るときにそれが少し出てきてしまう欠点がありました。もう一つ、菜種はいろいろな脂肪酸をつくるのですが、その中でエルカ酸★という炭素数が20を超えるような脂肪酸を大量につくる性質がもともとありました。この炭素鎖が長い（超長鎖脂肪酸と言います）ものは、体にとって利用しにくいのです。つまり脂肪酸が長いものは融点といって固体が融解しはじめるときの温度が高いので、エルカ酸を大量に含む脂質を取っていると、生体内で利用されにくく心臓疾患のリスクが他の脂肪酸（C_{16}〜C_{20}）に比べて高いため、長い間菜種油は食料に利用されてはこなかったのです。

ところが、1980年代に、突然変異によって長鎖脂肪酸をつくらない菜種が見つかって、さらにグルコシノレートのようなからしの成分をつくらないものとの交配で、両方

★―エルカ酸
英語表記ではErucic acidなのでエルシン酸ともよばれる。炭素鎖22で末端メチル基から9番目と10番目に不飽和の結合がある（オメガ−9）。

の要素を欠く品種をつくることができたのです。できたのがカナダなので、キャナダのオイル、よくご存じのキャノーラ（canola）とよばれるものです。こうして、健康にも問題がない、つまり代謝されやすいということになり、この植物油を使うことが非常に普及するようになりました。

植物油は健康に問題がない、健康に大きな影響がなさそうだということになってきて、次に使われるようになったのがヤシ油、パームオイルです。もともとは何に使っていたかというと、石けんや洗剤です。それを食用にも使おうということになって、現在ではパームオイルも食用として使われる時代になってきたのです。

コラム

菜種油とヤシ油の他にオリーブオイルはどうなの?

オリーブオイルは、人気があって愛好者もたくさんいると思います。植物油を食用に加工する場合に何が問題かというと、その加工工程の中で水素添加をして還元しているのですが、その過程中で不純物としてトランス脂肪酸ができてくることです。でも、オリーブオイルは、水素添加をしないで絞ったままのオイルなので、トランス脂肪酸は基本的にはほとんど含まれていません。またオリーブオイルの代謝効率はいいですし、脂肪酸の組成が悪くはないことは分かっていますので、食用に十分使えます。

●—植物油の開発がトランス脂肪酸を生むきっかけに

実は植物油を食料に利用しようという試みは、ある意味、前世紀からの課題でもありました。油で液体だったものを固形の油にして、バターのようなものをつくりたいという希望があって、それで炭素数17の脂肪酸である、マージュリックアシッド（マルガリン酸）を水素添加して還元し、1個不飽和がある脂肪酸をスプレット（パン等に塗るのに適したもの）として使えるようにしました。マーガリンという名前は、この脂肪酸に由来しています。

このような長い歴史があって、不飽和脂肪酸の部分を還元すればいい、つまり、脂肪酸の不飽和の部分を水素添加して常温で固形状の飽和の脂肪酸に変えればいいじゃないかということになり、その手法の開発がどんどん進んできたという歴史的な経緯があります。

コラム
トランス脂肪酸って何なの？

脂肪酸は脂質の主成分で、飽和脂肪酸と不飽和脂肪酸に大きく分かれます。飽和脂肪酸はコレステロールを増やし、不飽和脂肪酸はコレステロールを減らす作用があると言われていて、不飽和脂肪酸は植物油や青魚に多く含まれています。

トランス脂肪酸は、その構造中に孤立型のトランス二重結合を持つ不飽和脂肪酸のことを言います。天然の植物油にはほとんど含まれませんが、植物油に水素を添加して（還元）つくられる際に発生します。常温で固体になる油脂で、マーガリンやファットスプレッド、クッキーやケーキ、スナック菓子などに多く含まれています。一定量を超えて取るとLDL（悪玉）コレステロールを増加させ、冠動脈疾患等の疾患のリスクを高めると言われています。

●—孤立型のトランス脂肪酸は分解しにくく体の中に残りやすい

脂肪酸は飽和の炭化水素と二重結合の炭素鎖、そしてカルボン酸部分から成り立っています。そのうち二重結合部に隣接する炭素鎖が同じ向きについているものをシス型と言います。天然の脂肪酸ではほとんどがシス型です。ごくわずかですがトランス型が自然に生成します。

通常、不飽和脂肪酸を還元するとほとんどの部分は飽和化して、水素添加されずに残った部分がシス二重結合として残るはずなのですが、中には還元する触媒とか、他の要因から、一部だけ孤立したトランス二重結合として残るものがあります。これをトランス脂肪酸とよびます。共役している二重結合に連結している部位がトランスになっているものは、トランス脂肪酸とはよびません。孤立になっているものを区別してトラ

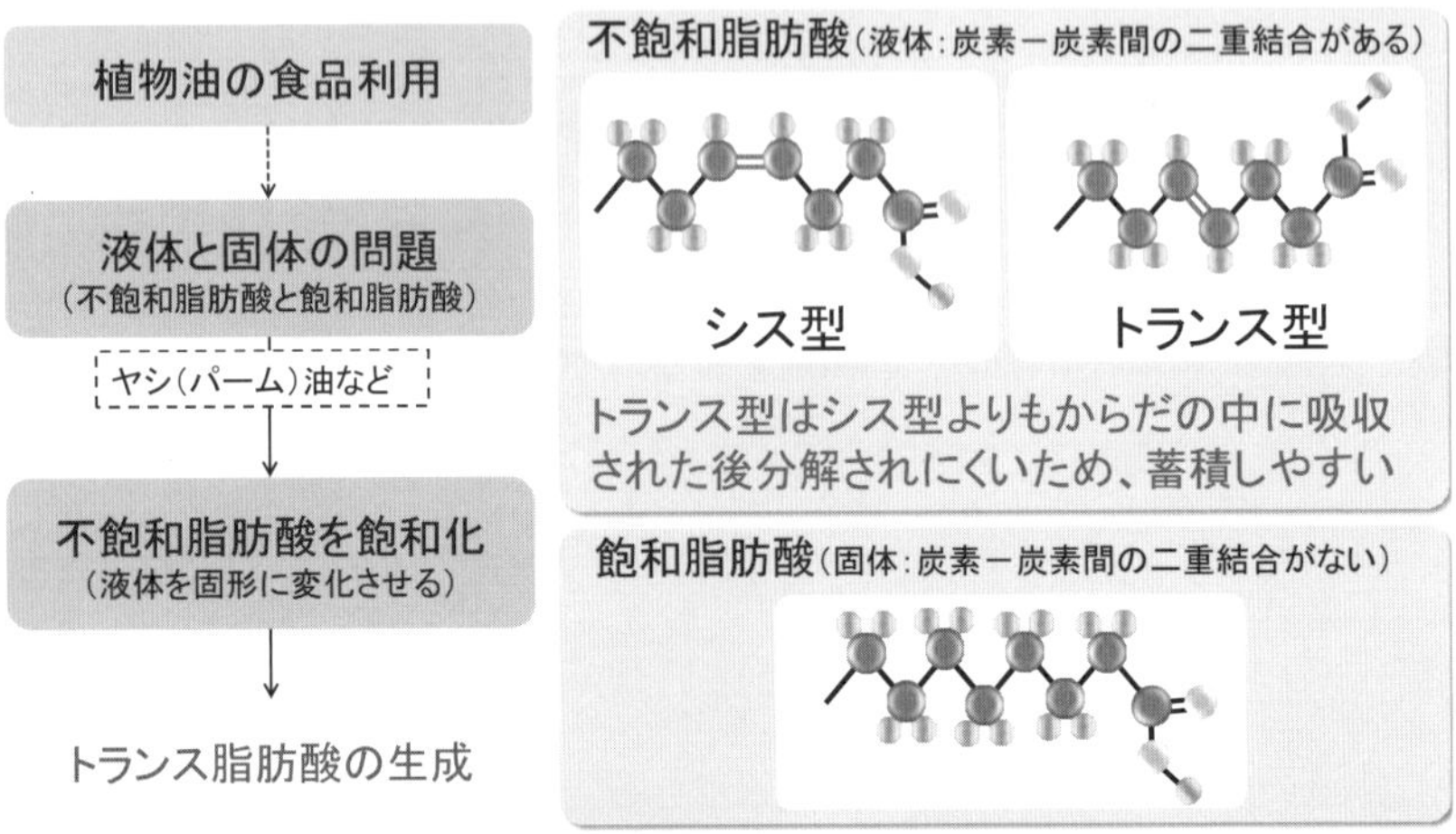
植物油の食品利用
液体と固体の問題
（不飽和脂肪酸と飽和脂肪酸）
ヤシ（パーム）油など
不飽和脂肪酸を飽和化
（液体を固形に変化させる）
トランス脂肪酸の生成
不飽和脂肪酸（液体：炭素－炭素間の二重結合がある）
シス型
トランス型
トランス型はシス型よりもからだの中に吸収された後分解されにくいため、蓄積しやすい
飽和脂肪酸（固体：炭素－炭素間の二重結合がない）

■図－26　植物油からのトランス脂肪酸の摂取

ンス脂肪酸とよびます。

トランス脂肪酸は植物油の加工の過程で、生成されることになります。植物油はどうしても不飽和度が非常に高いという性質を持っていますから、それを飽和の脂肪酸側に持ってきたい、固体のものをつくりたいといったときに、トランス脂肪酸が生成されることになるのです。

なぜわざわざトランス脂肪酸とよぶかというと、トランス構造の脂肪酸の中で孤立型のトランス脂肪酸は、ヒトの体でなかなか分解できない、分解しにくいため、これらのものを区別しています。分解できないことはないのですが、ヒトの体で処理する効率が悪いわけです。

生体側から見ると、ヒトの体はどうしても代謝しやすいシス型のものを先に利用するので、トランス型はどうしても体の中に残りやすくなるわけです。

●—トランス脂肪酸はさまざまな食用油に含まれている

図—27に示すようにトランス脂肪酸は、主に植物油から工業的に硬化油をつくる際に水素添加といって、還元反応で低融点のものを高融点のものに変えるときに生成されます。また植物油を精製する際の脱臭工程では、熱を通すので、そのときにもごく一部、シス体のものがトランス

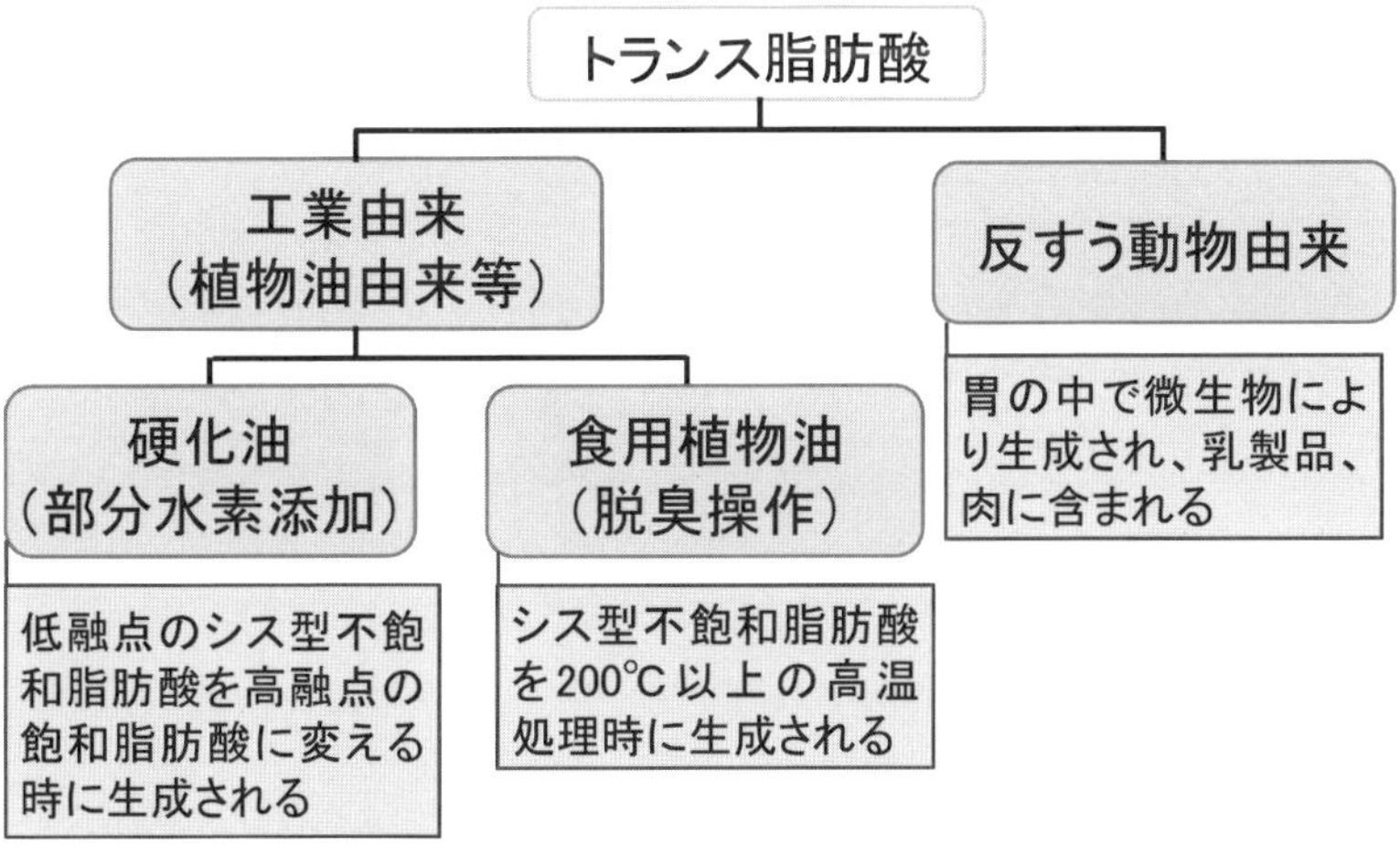

トランス脂肪酸
工業由来
（植物油由来等）
反すう動物由来
硬化油
（部分水素添加）
食用植物油
（脱臭操作）
低融点のシス型不飽和脂肪酸を高融点の飽和脂肪酸に変える時に生成される
シス型不飽和脂肪酸を200℃以上の高温処理時に生成される
胃の中で微生物により生成され、乳製品、肉に含まれる

■図－27　食用油に含まれるトランス脂肪酸

体に変化すると言われていて、この二つの過程でトランス型の脂肪酸が増加します。したがって、植物油を食用に使うようになって以降、取っていたわけです。

でも、「人間は昔からトランス脂肪酸も取っていたじゃないか」と言われるかもしれません。確かにそうなのです。では、どういうところから取っていたかというと、反すう動物からです。牛などの胃の中にいる微生物のバクテリアが、体の中に入った脂肪酸をトランス脂肪酸に変換していて、これが乳などと一緒に出てくるので、チーズ等の乳製品の中にはバクセン酸などのトランス脂肪酸が1％未満とわずかですが含まれていて、それらを含んだものをヒトは取っていたわけです。

ただ、これまでに行われた大きないくつかの疫学調査で、この反すう動物由来のもの、すなわちチーズや乳製品から取るものについては、トランス脂肪酸であっても量的には少なく、また代謝しやすい構造のため、我々の健康に影響しないとされています。

でも、この反すう動物由来のものは良いのに、どうして植物由来の油は問題となるのかということを考えたときに、もう一つの問題点が浮かび上がってきたのです。

コラム

同じトランス脂肪酸でも工業由来のものと反すう動物由来のもので、健康に対する影響は違うの？

基本的に脂肪酸はβ酸化という反応で、炭素数が2個ずつ短くなっていって、酢酸をどんどんつくっていって、それがＴＣＡサイクル★の中に入って、エネルギーをつくるという代謝の形をとっています。工業由来のトランス脂肪酸の場合にはこの

★―ＴＣＡサイクル
名前はTri-Carboxylic-Acidサイクルに由来し、この回路にアセチルCoAが入ると、酸化されＡＴＰやＮＡＤＨなどの高エネルギー分子が生成する。発見者の名からクレブス回路ともよばれる。

効率が悪いのです。うまく酵素とくっつかず、エネルギーに変わらないので、効率が悪くて残ってしまう。

つまり必要なエネルギーの中で、少量であれば処理はできるので、その範囲の中にあるかどうかが問題となります。日本の現状では、総エネルギー摂取のうちのトランス脂肪酸の占める割合は、平均0・3％ぐらいですので、この状況であれば代謝をしてくれています。だから、疫学的に昔のデータで反すう動物由来のものはオーケーであったというのは、動物由来だからオーケーなのではなくて、量的にごくわずかで、しかも代謝されやすいから、基本的に処理ができていたと理解したほうがいいのではないかと思います。

2 体の中でどうやって吸収されるのか

●――小腸は栄養素を吸収する中心地である

こうした経緯でトランス脂肪酸の存在が確認されるとともに、新たな問題点が浮かび上がってくることになりました。それは体の中に入ってからの問題です。

でも、その前に、栄養素などさまざまな成分がどうやって体の中に入って吸収されるのかについて、簡単にふれておきたいと思います。

食べ物は、まず口腔で噛み砕かれて胃に送り込まれます。胃は2～4時間ぐらいかけて消化して、小腸で栄養分を吸収できるように食べ物をおかゆのような状態にします。ある程度消化が進むと少しずつ食べ物が十二指腸に移動し、十二指腸で中和され、消化液が加わった内容物が小腸に流れ込みます。小腸でもさまざまな消化酵素を含む腸液が作用し、栄養素の分子を吸収できる状態にまで細かくして吸収します。この吸収を助けるために膵臓や小腸からは炭水化物やタンパク質などの栄養素を消化する酵素が分泌され、胆のうからは脂肪の吸収を助ける胆汁が分泌されます。このように小腸は、栄養素を吸収する中心地なのです。

●──体に吸収されるものは大きさで決まる

ヒトの体の中には何でもかんでも入るわけではありません。それなりの性質を持ったものが体の中に入ります。どんなものが入って、どんなものが入らないかというと、基本的にそれを決めているのは大きさです。

分子量が大きいもの、例えばヒアルロン酸はそのままの形で、腸管を通過できないため、吸収されることはありません。体内で吸収されるためには、分子量が小さいものになる必要があります。ヒトの体では、入ってきた分子量の大きいものが消化酵素でそのサイズをどこま

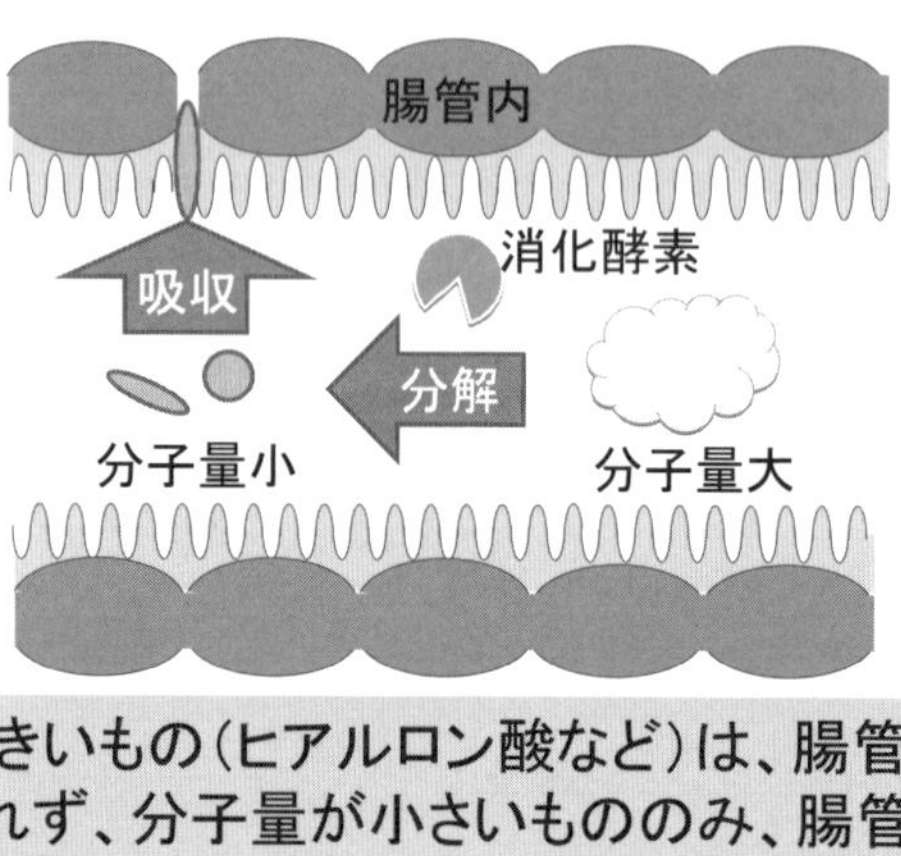
腸管内
消化酵素
吸収
分解
分子量小
分子量大

分子量が大きいもの(ヒアルロン酸など)は、腸管を超えないため吸収されず、分子量が小さいもののみ、腸管を超えて吸収される

■図－28　体への吸収を決めるのは分子量の大きさ

で小さくできるかによって腸管を超えて体内に入り吸収されるのか決まってきます。

小さいサイズにされると、消化管、特に腸管の小腸のところにマイクロビライ（柔毛突起）といって、広げると表面積が非常に大きくなるような突起があって、そこから吸収されます。そして、血管側の方に到達して、やっと体の中に入る準備ができることになります。小腸は毎日こうした作業を続けているわけです。

●—体に吸収されるものには親水性と親油性のものがある

体の中に入るものには、いろいろな性質の違ったものがあります。大きく分けると水に溶けやすいタイプのものと、油に溶けやすいタイプの二つです。どちらも吸収はされますが、その吸収のされ方はかなり違います。

水に溶ける—これを親水性と言いますが、代表的なものは、糖やアミノ酸、あるいは無機イオンです。無機イオンはカルシウムとかカリウム、それからヘモグロビンをつくるために必要な鉄分であるとか、いろいろな金属イオンも含んでいて、人間の体には、こうしたさまざまな成分も微量ながら必要不可欠なものとなっています。これらは基本的には水に溶けるものだけれども、我々が生きていくために必要な成分として、それらを吸収する機構が体内に備わっています。

一方、油に溶ける成分は、基本的にヒトの体の消化管の中で、丸い小さな油滴のような形をしています。脂質は、脂肪酸とグリセリドが集まって結合したものです。グリセロールのOH（アルコール部分）と脂肪酸のCOOH（酸部分）がくっついてエステル（－COOR；Rはグリセロール部分）の形態を取っています。結合する場所が3カ所あるので、これをトリグリセリドとよびます。血中の脂肪酸は多くがトリグリセリドの形になっています。血中ではコレステロールも脂肪酸エステルになった形で存在します。

脂肪酸の一部はフリー、つまり結合しない形で血中に含まれています。

●──親水性の成分は必要なときに必要な分しか吸収されない

水に溶けて吸収される水溶性の成分の代表としては、グルコースとかキシロースのような糖があります。グルコースはショ糖の構成要素ですが、ショ糖そのものの形で人間の体の中に入りません。

α－グルコシダーゼという酵素は2単糖を1単糖に分解して吸収されやすい形にする作用があります。ある種の糖尿病の治療薬は、それを止めることによって血糖が急激に上がらないようにしています。そのような働きが消化管にあって、単糖のグルコースは、環状のもの1個の状態にならないと吸収されません。これが糖の吸収に必要なサイズになります。

同様に、ペプチドやタンパク質も、そのままでは普通は入りません。どこまで小さくならなければならないかというと、少なくともアミノ酸2個でつながったジペプチド、もしくは完全に切れたアミノ酸にならないと、我々の体内には吸収されません。

例えば薬の抗生物質の中に、ペニシリン類や、セファロスポリン類があり、これらにはカプセルで飲んで効くものがあります。これらはこのアミノ酸の輸送経路のジペプチド輸送系にうまく乗っかることによって入ります。

医薬品の中にも、このような栄養素の成分のシステムに紛れて体内に入るものもありますが、異物、すなわち生体にとって必須でないものは通常、糖とかアミノ酸の経路には乗っからないので、入りません。同じように、金属イオンのナトリウムやカルシウムイオンも特化した経路から入ります。ビタミンCも同じです。

このように、水溶性の栄養素は、比較的栄養素に特化した経路があって、トランスポーターという運び屋のおかげで、運び屋がエネルギーを使って運び入れています。それは必要だから入れているわけです。

ですから、これらの成分については、基本的には過剰量がきても全量は入りません。ただし、糖の場合には入ってしまうのです。ＳＧＬＵＴおよびＧＬＵＴトランスポーターという輸送系によってすぐに他に運ばれて、利用される場所、肝臓に行ってグリコーゲンに蓄積されてしまいます。だから、どんどん取り込むことになります。けれども、金属イオンなどは過剰に入りにくいとされています。特に、水溶性のビタミンなどは、トランスポーターの存在している場所が腸管全体ではなくて、あ

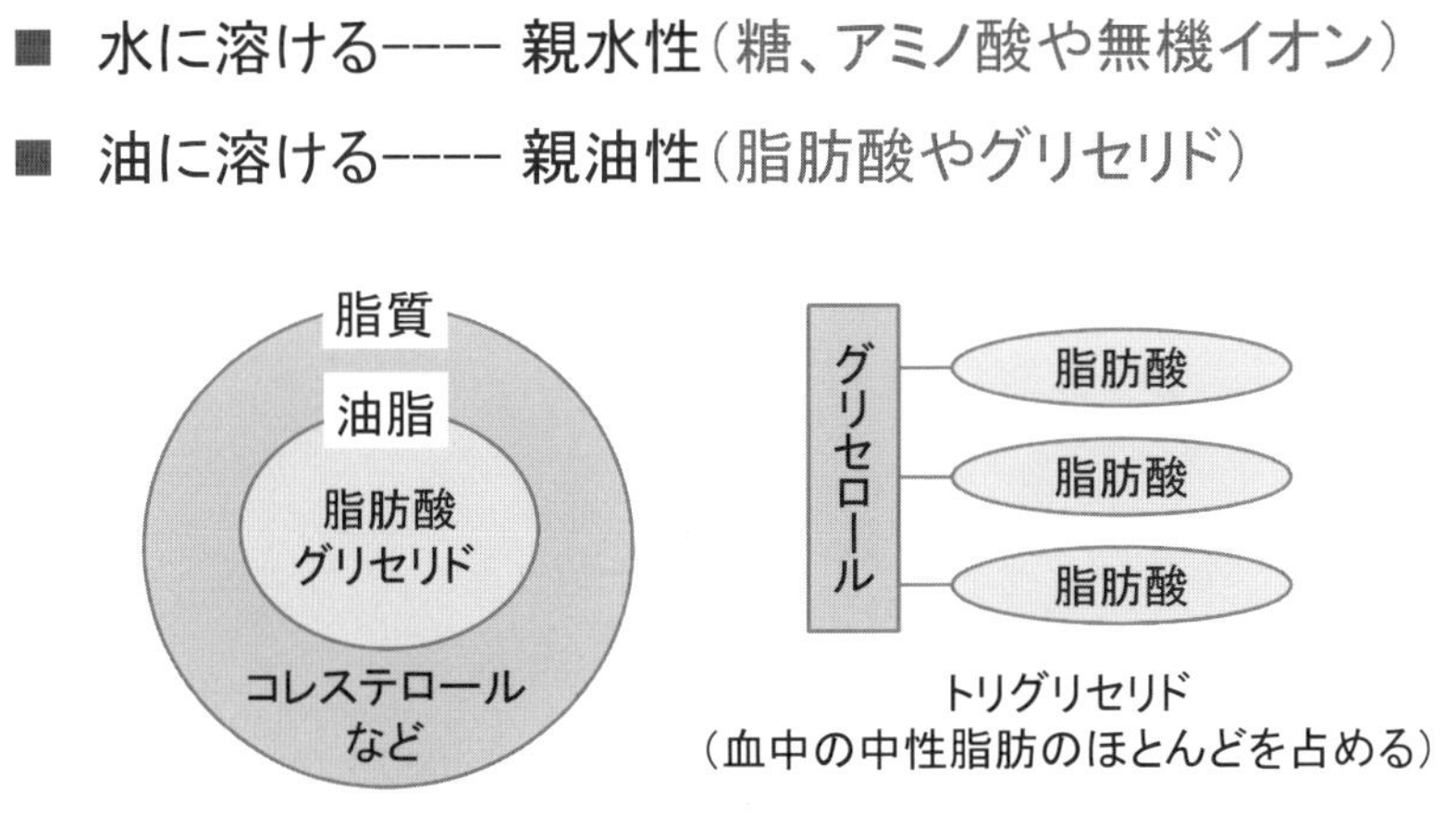

■ 水に溶ける---- 親水性（糖、アミノ酸や無機イオン）
■ 油に溶ける---- 親油性（脂肪酸やグリセリド）
脂質
油脂
脂肪酸
グリセリド
コレステロール
など
グリセロール
脂肪酸
脂肪酸
脂肪酸
トリグリセリド
（血中の中性脂肪のほとんどを占める）

■図－29　脂質の構成とトリグリセリド

る場所に限られていて、吸収する場所を通過する期間内でなければ吸収されないようになっていますから、大量に取っても全部は吸収されません。水溶性ビタミンの過剰摂取の問題は起きないと言われるのは、そういった理由があるからです。

このように、親水性が大きい成分は、必要な成分を基本的に必要な量だけ取るというシステムになっているのです。

●―親油性の成分は量や質に関係なく吸収される

一方、親油性の成分は、質や量に関係なく体内に吸収されやすい性質を持っています。ほとんど水に溶けないトリグリセリドやコレステロール―これらは細胞膜の構成成分です。

「異物の中でいろいろな化学物質、例えば薬などは水に溶けるのではないのか」と言う人がいるかもしれませんが、薬はどちらかというと中程度の油への溶けやすさを持っているものが多く、消化管、特に小腸のところで吸収されます。一部は水にも溶けて、生体膜にも親和性があります。つまり、両親媒性と言いますが、そういう性質を持っているものが内服でも効く薬になっているのです。

なぜこのようになっているかというと、多くの中程度の親油性を持つ異物はトランスポーターに乗っかれないので、腸管の膜をはさんだ両側の濃度勾配（濃度の違い）にしたがって吸収されます。つまり、小腸の管腔内の濃度が非常に高くて、膜の内側の血流側の濃度は薄いため、濃度勾配にしたがって濃いほうから薄いほうに流れていくのです。実際には、脂質二重膜という細胞膜に溶け込んで通過するのです。ほとんどの親油性物質はこの経路をたどります。だから、異物でも通過して、体内に入るわけです。

　薬も同様で、薬を飲むときに食前に飲みなさいとか、食後に飲みなさいとか注意書きにありますが、それは、どれだけ希釈されるかとか、食事の成分やタンパク質にくっつくことがあるから、食前・食後のどちらが効率よく体の中に入るのかを考えて飲んでくださいと言っているので、きちんと意味のあることなのです。

●――親油性成分（トリグリセリド）は特殊な吸収の仕方をされる

　本題の脂質に戻りますが、トリグリセリドとコレステロールのような親油性の成分が吸収されるときは、安定的な形でコレステロールも脂肪酸エステルになっています。するとほとんど水に溶けません。つまり、単純に濃度勾配にしたがって体に入るほどの水溶性は持っていなくて、脂質は特殊な吸収のされ方をしていることになります。

　脂質を体の中に入れるために、ヒトの体はある前処理をしてから取り込んでいるのです。

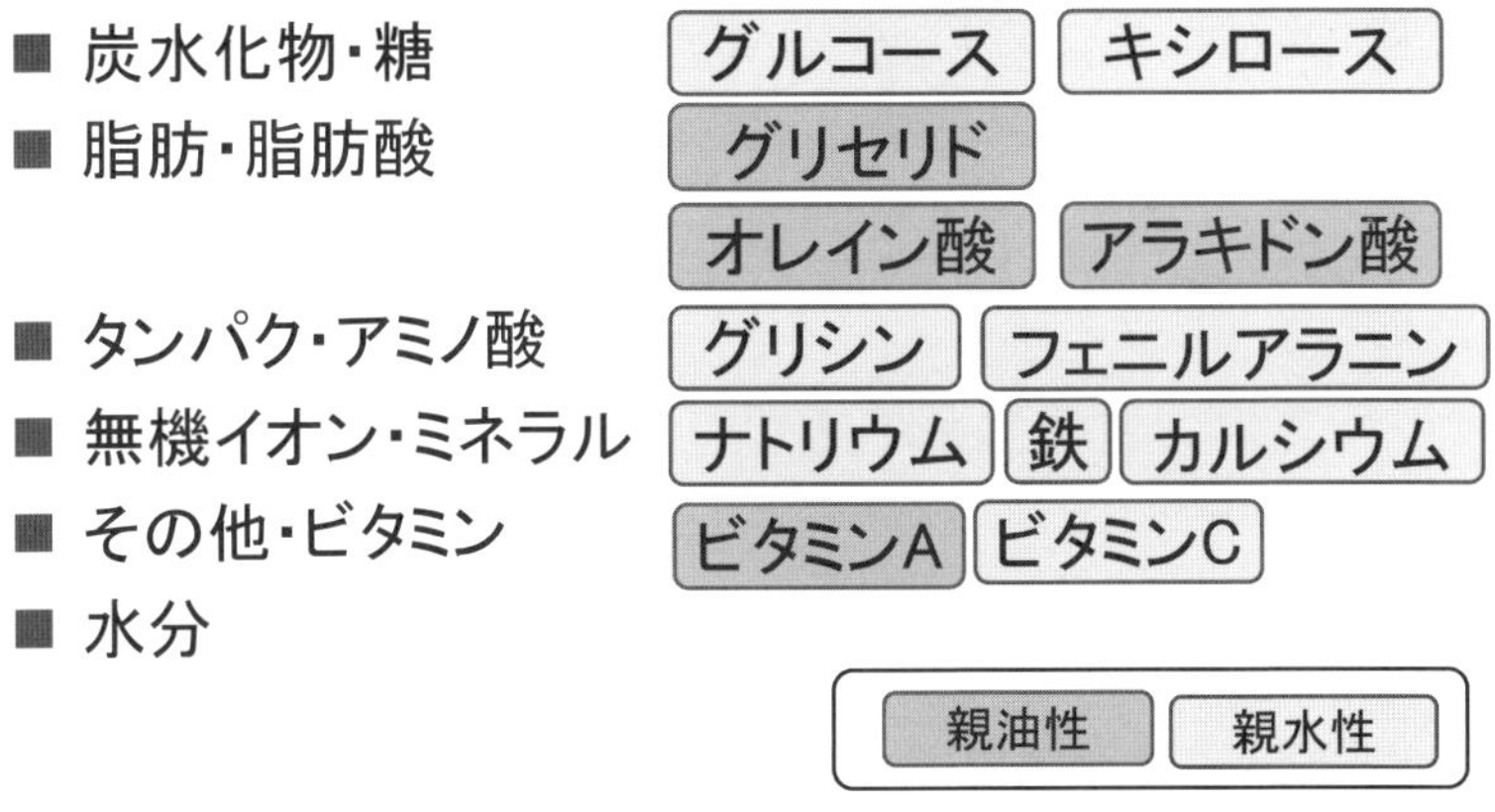
■ 炭水化物・糖
グルコース
キシロース
■ 脂肪・脂肪酸
グリセリド
オレイン酸
アラキドン酸
■ タンパク・アミノ酸
グリシン
フェニルアラニン
■ 無機イオン・ミネラル
ナトリウム
鉄
カルシウム
■ その他・ビタミン
ビタミンA
ビタミンC
■ 水分
親油性
親水性

■図－30　食物の吸収と物性

どのようにして取り入れるのかを説明します。トリグリセリドはグリセロールという物質のアルコール部分に三つの脂肪酸がついていますが、そこにリパーゼという消化酵素が働いて、このトリグリセリドをまず消化管の中で加水分解しています。どのように分解するかというと、脂肪酸を切り離して中鎖脂肪酸と長鎖脂肪酸とモノアシルグリセリドに分けます。中鎖脂肪酸というのは、だいたい炭素数が8個ぐらいから12個くらいのものを言い、14個くらいから20個くらいまでのものを長鎖脂肪酸と言います。モノアシルグリセリドとは、トリグリセリドの両端の脂肪酸が切られてグリセロールの真ん中のアルコール部分だけに脂肪酸がついたものを言います。

　これらは、★ミセルイメージのような形で小腸の膜のところでただよっています。また、これらは、水にもある程度なじむし、油にもなじむ両親媒性なので、濃度勾配にしたがって小腸の膜を通って体の中に入ります。

　小腸の膜を通った後どうなるかというと、中鎖脂肪酸は、門脈から体内に入ります。つまり、消化管の毛細血管網から門脈という血管に集められて、肝臓に直接運ばれて、効率よく分解されて一部は全身に分布をするという経路をとります。薬も同じような経路で体内に入ります。

　一方、長鎖脂肪酸やモノアシルグリセリドは、小腸の膜を通過した後、そのままの形では体内の各所に運ばれていかないので、モノアシルグリセリドの両端に、もう一度、主に長鎖脂肪酸をつけ、再度トリグリセリドの形にします。つまり、膜を通過するために、いったん外して、通ったらまた再度つけなおしているわけです。何て面倒くさいこ

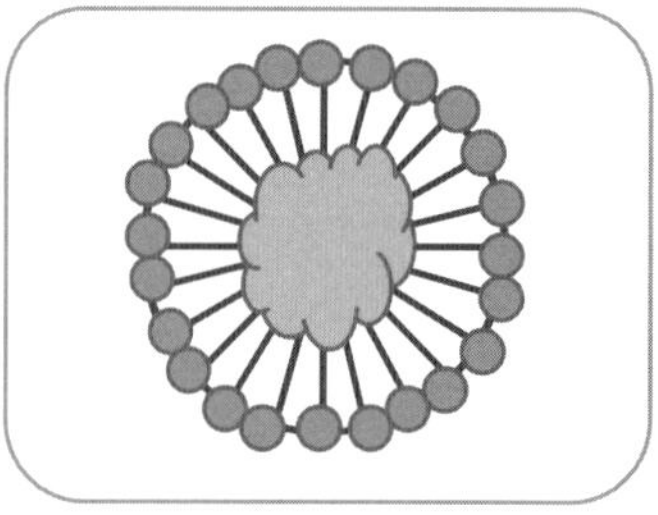

★—ミセルイメージ

とをしているのだと思うかもしれませんが、実はこんな大変なことをして取り込んでいるのです。

こうしてお化粧をし直してどこへ行くのかというと、異物や薬が入る門脈だけでなく、リンパ管に入ってしまうのです。リンパ系は全身に分布していますが、胸管のところで血液と一緒になる箇所があって、そこから血液側に入るのです。つまり、トリグリセリドは、肝臓を通らないでいきなり全身に分布をしていることになります。

コラム

脂肪酸には、炭素の数が違うものがたくさんあるけど、生体内への影響は違ってくるの?

ヒトの体の仕組みと脂肪酸の関係をもう少し詳しく述べると、ヒトの体では炭素数16から炭素数20個ぐらいまで、18ぐらいが最適なのですが、その辺の脂肪酸は非常に効率よく処理ができます。炭素数が20あるいは22個というようなさらに長い形になってくると、ヒトの体はそれほど効率よく処理ができないのです。どうなるかというと、ヒトの体にはパーオキソゾームという別の器官があって、非常に長い長鎖脂肪酸（超長鎖脂肪酸）はそこで処理をするシステムになっています。だから効率的にはよくないのです。

脂肪酸で言えば、16から18、14から18ぐらいの炭素数であれば、飽和であっても、不飽和であっても、効率よくある程度の処理はできます。これは融点の関係もあって、体温くらいで液状化して動きやすい状態にあるか、あるいは固体に近い状態であるかにもよります。このような物性とも絡みますが、脂肪酸の吸収には、このような選別が起きているわけです。

だから、非常に長い鎖の脂肪酸に心疾患等のリスクがあるというのは、特定の細胞内器官でないと処理ができなく、体での処理能力が低いからなのです。

脂肪が体に付くシステムとは

肝臓は通常は門脈系からきたものについての関所だと考えてください。体にとっていいか悪いかで判断をして、悪ければ肝臓は胆管を介して糞中に出すことで、解毒をします。ところが脂肪に関して言えば、その経路を通らないでいきなりリンパを経由して全身に行って、血流を介して肝臓に戻ってきます。このように仕組みの違いがあるということになります。

これでもう、なぜ脂質は身によくつくのかが分かりますね。さまざまな脂肪組織や筋肉組織、末梢の組織に先に入ってしまうわけで

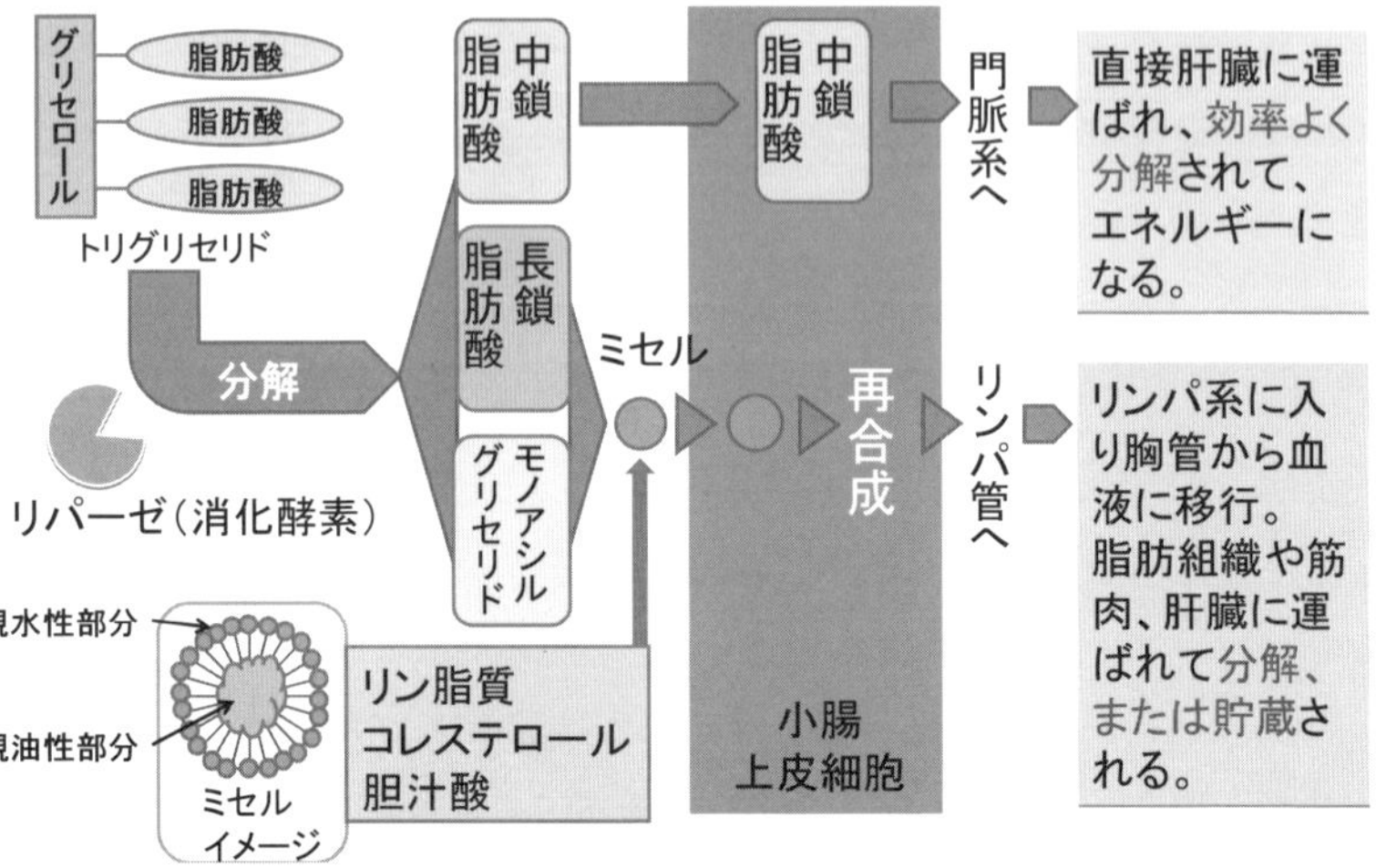

グリセロール
脂肪酸
脂肪酸
脂肪酸
トリグリセリド
分解
リパーゼ(消化酵素)
中鎖脂肪酸
長鎖脂肪酸
モノアシルグリセリド
ミセル
親水性部分
親油性部分
ミセルイメージ
リン脂質
コレステロール
胆汁酸
中鎖脂肪酸
再合成
小腸上皮細胞
門脈系へ
リンパ管へ
直接肝臓に運ばれ、効率よく分解されて、エネルギーになる。
リンパ系に入り胸管から血液に移行。
脂肪組織や筋肉、肝臓に運ばれて分解、または貯蔵される。

■図－31　脂質が体内に入るまで

す。それで捨てる場所はどこかといえば、肝臓なり腎臓を通って出さないといけない。最初に捨てるかどうかを決める場所を通るか、後から通るかとでは残り方は違います。これが脂肪が体によくつく理由なのです。このように脂質の体内への取り込みは大変複雑なシステムになっているのです。

3 トランス脂肪酸の多量摂取とリスク

●――多量の摂取によって心筋梗塞、狭心症などのリスクが高まる

ここからはトランス脂肪酸を取り入れてからのリスクについての話です。

トランス脂肪酸の多量摂取によるリスクに関しては、外国、とりわけ植物油の利用が非常に盛んなヨーロッパおよび米国を中心に、心筋梗塞や狭心症などの冠動脈疾患を増加させるという研究結果が出されています。

冠動脈とは、心臓の収縮の繰り返しに必要なエネルギーを供給するための血管のことですが、欧米の疫学研究では、トランス脂肪酸を多く摂取していた人に冠動脈疾患が増加していると報告されてい

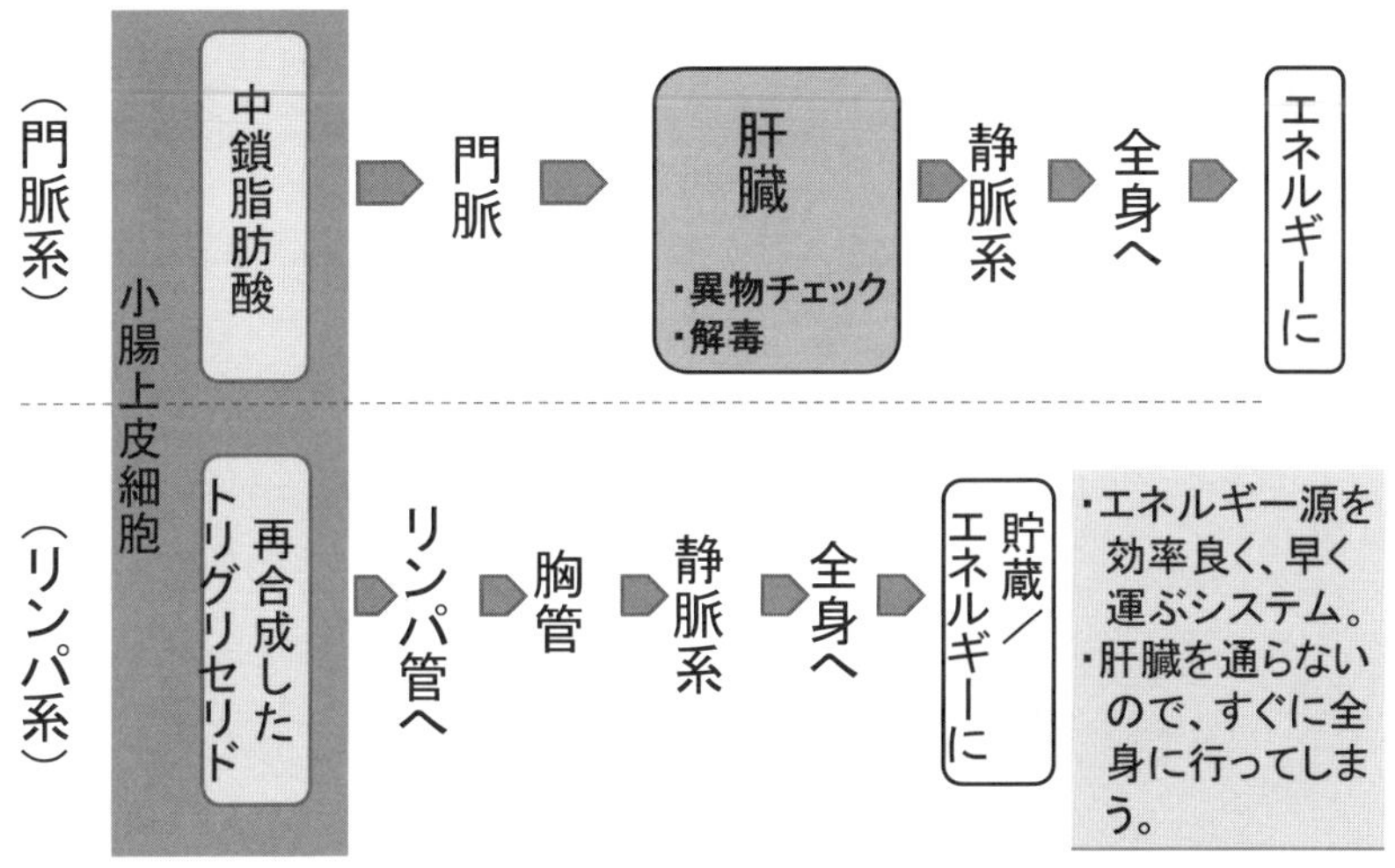

（門脈系）
小腸上皮細胞
中鎖脂肪酸
門脈
肝臓
・異物チェック
・解毒
静脈系
全身へ
エネルギーに
（リンパ系）
再合成したトリグリセリド
リンパ管へ
胸管
静脈系
全身へ
貯蔵／エネルギーに
・エネルギー源を効率良く、早く運ぶシステム。
・肝臓を通らないので、すぐに全身に行ってしまう。

■図－32　門脈系とリンパ系の違い

ます。その報告によると、トランス脂肪酸摂取量によっていくつかの区分に分けて最小と最大のグループ間を比較して評価したところ、最大摂取グループの摂取レベルは、総エネルギー摂取量の２・８〜４・86と、総エネルギーの３％以上をトランス脂肪酸で取っている場合に、リスクが高まると報告されています。

ただし、反すう動物由来のトランス脂肪酸（バクセン酸）についての研究では、相対リスクの増加は見られないことから、反すう動物由来のトランス脂肪酸と冠動脈疾患の関係は認められていません。

●—ＬＤＬ／ＨＤＬ比を増加させる

よく健康診断などでＬＤＬ - コレステロールとかＨＤＬ - コレステロールという言葉を聞くことがあると思います。一般的に、ＬＤＬ - コレステロールは悪玉コレステロール、ＨＤＬ - コレステロールは善玉コレステロールとも言われています。これはどういう意味でしょうか。同じ体の中にありながら、どうして一方は善玉でもう一方は悪玉なのか、そもそも何が善玉で何が悪玉なのか、分かりにくいと思います。これからその説明をしますけれど、なかなか難しいのです。
トランス脂肪酸の摂取によって、ＬＤＬ（悪玉コレステロール）が増加し、ＨＤＬ（善玉コレステロール）が減少すると動脈硬化症の危険因子となることが一般的に認められています。トランス脂肪酸は、この二つの比率、つまりＬＤＬ／ＨＤＬ比の数値を増加させる、すなわち悪い側に移行させると考えられているのです。

●——LDLやHDLはもともとどのような働きをしているのか

では、LDL‐コレステロールとHDL‐コレステロールは、もともと何をしているのかというと、LDL‐コレステロールは、基本的には肝臓から末梢に向けて、エネルギーを必要とする全身組織にトリグリセリドを運ぶために機能している粒子です。これはタンパクと脂質がくっついた形で移動して、肝臓から体内の各部へコレステロールとトリグリセリドを運ぶため、その一部が血管壁に沈着する原因の一つとなっているものです。

一方、HDLは、LDLとは逆に、細胞内にあったコレステロールを除去し、肝臓に運ぶ役目を持っています。つまり、コレステロールを除去する側に働きやすいという機能を持っているのです。

おそらく人類が脂肪を取り過ぎるようになったのは、最近の1世紀前以内です。それまではほとんど飢餓とどう闘うかが大きな課題でしたから、肝臓から必要なトリグリセリドを末梢組織に送るという、非常に重要な役目をしていたのがLDL‐コレステロールだったのです。ところが、今日のような肥満を心配しなければならない状態になってしまったら、末梢へではなく末梢から脂肪を運んでくれないと、これはもう悪玉だということになってしまうわけです。

運んでくれないと言いましたが、本当のことを言うと、肝臓の表面にＬＤＬの受容体が通常は発現していないから、運んできても捕まえてくれないのです。これが働くようになるにはどうすればよいかというと、肝臓の中のコレステロール★の合成を止めることが必要になります。

高コレステロール血症の患者さんがスタチン系薬物を服用すると、肝臓のコレステロールを合成する酵素系がストップします。すると肝臓はコレステロールが足りないぞといってＬＤＬの受容体を発現します。それでＬＤＬがくっつけるようになるから、ＬＤＬの粒子が肝臓の方に行って、コレステロールの処理ができるようになります。通常は、その処理機能が働きにくいと考えられています。

★—コレステロールの合成と利用
私たちは、コレステロールを体内で生合成できるが、動物性食品からもコレステロールを取り込んでいる。通常、ほぼ同等の割合で両者由来のコレステロールを利用しているとされる。

コラム

【コレステロールの話　働きと性質】

◇—細胞が増えるときに必須のもの

いろいろな栄養素の中で、糖、アミノ酸、そして脂質のうちのトリグリセリドは、ヒトの体で燃料になります。燃えるわけです。だから、動いてエクササイズをすれば、体の中で使われて、熱くなって、汗を出して、消えていってしまいます。ところがコレステロールは、体の中に入りやすい割に燃料にならないのです。

けれども、コレステロールはどうして体の中に入るのでしょうか。

当然、必要性があるわけで、コレステロールは、細胞の中の膜をつくって構成している大切な要素で、細胞が増えるときにどうしても必要になってくる成分なのです。

もう一つ、ステロイドホルモンという言葉をよく聞きますが、これは、コレステロールの一部のところが切れてできるものです。ホルモンにはたくさんの種類があって、それぞれがコレステロールから順番に切れてできてくるものですから、コレステロールはどうしても必要なわけです。

それから胆汁酸というものがありますが、胆汁酸はちょうど界面活性剤みたいなものです。人間の腸管のところで油のものと、消化管の中にある水の部分と、ちょうど間をつないでミセルのような界面活性体になっているので、いろいろな栄養素を溶け込みやすいような形にしてくれています。ですから、コレステロールからできる胆汁酸も、ホルモンと同様ヒトの体には必要なものです。だから、どうしてもある程度、外から入ってくる必要があるのです。

◇──出ていきにくくたまりやすい

ところがコレステロールは燃料にならないから出ていかないのです。それが行き場所がなくなると、血管の中に付着したりして、だんだん血管のあいている部分が狭くなってきて、高血圧になるわけです。

では、コレステロールはどこへ行って処理をされるかというと、先ほどスタチン系薬物のところでふれましたが、ＬＤＬ‐コレステロールで動かせるようなことをして肝臓に戻してやらなければいけません。そうすると、肝臓のところでリン脂質のようなものと混じり合った形になって初めて胆汁を介して胆管を通って、消化管に排泄されて糞中に出ていくという過程をたどります。つまり、非常に多段階の変化を必要とします。だから、胆石のような疾患も生じます。

◇──過剰摂取に対する体のシステムはそれほど備わっていない

ヒトの体は、大昔にはコレステロールとかトリグリセリドが過剰になることはなかったので、過剰に対する備えはそれほどできていないのです。もちろん、不足に対してはいろいろなシステムがあります。例えば、エネルギーに関して言えば、糖とトリグリセリドはエネルギー源で、トリグリセリドはすぐに末梢に行き渡ります。どちらかというと筋肉とか、生活などの活動に必要な場所にトリグリセリドを供給します。一方、脳と肝臓は糖をよく使っています。肝臓は糖がたくさんきてしまうと、それをグリコーゲンとして蓄えるし、必要になればそれをすぐに分解します。インスリンとか、グルカゴンというホルモンの働きを聞かれたことがあると思いますが、血中の糖のレベルをコントロールしていて、過剰になったら糖尿病になってしまうわけです。

ですから、トリグリセリドと糖は、基本的にはヒトのエネルギーになるのだけれども、共に血中レベルの調節が必要で我々の体は使う場所で使い分けをしているわけです。

◇―体の状態に応じてエネルギーに使うという使い分けをしている

では、もう一つの燃える成分であるタンパク質はどうなのかというと、ヒトの体を構成する筋肉などをつくらなければいけないから、そっちにまず使います。けれども、飢餓の状態になった場合には、糖とかトリグリセリドが先になくなってしまいます。そうなったときにどうするかというと、アミノ酸を分解します。するとケト酸とアンモニアになって、そのケト酸をエネルギーに使うのです。このようにヒトの体は状態に応じて、何をエネルギーとして使うかという使い分けをしているわけです。だからアミノ酸は通常の場合には、筋肉に使われるとか体の再生に必要で、それを目的に使っているわけですが、ヒトは状態に応じて、必要なエネルギーとして使うという選択をしているのです。

◇必要以上に取り込むとため込む仕組みがある

このように見てみると、脂質はともかく大事なのだけれども、過剰摂取に対してヒトは燃やす以外なかなか使えない、処理できません。ですから燃やす以上に取り込んでしまうと、処理をする場所、工場の肝臓になかなか運べないために、だんだんたまってきてしまうことになるので、基本的には取り過ぎはダメということをよく頭の中に入れて、脂質のことを考える必要があるのです。他のものに比べ、より過剰ということに注意が必要であって、もともとそういう機構になっているのだということを理解していただきたいと思います。

●食品中のトランス脂肪酸含有量は大幅に減っている

さて、もう一度、トランス脂肪酸に話を戻します。食品の中にどのぐらいトランス脂肪酸が入っているかを見てみましょう。食品安全委員会がトランス脂肪酸の食品中の含有量について初めて調査したのが２００６（平成18）年です。また、２回目の調査を行ったのは２０１０（平成22）年度で、この４年の間に、集計結果に非常に大きな変化が起きていました。

あくまでも日本で流通している代表的ないくつかのサンプルを集めて集

※含有量はすべて100 g中の平均値。一般用の（　）内は同一銘柄の平均値。

試料		18年度	22年度	減少率
マーガリン	一般用	5.90 g (5.28 g)	3.13 g (3.13 g)	約47% (約41%)
	業務用	9.04 g	0.82 g	約91%
ファットスプレッド注1	一般用	4.97 g (2.48 g)	2.01 g (2.01 g)	約60% (約19%)
	業務用	6.77 g	3.87 g	約43%
ショートニング注2	一般用	21.1 g (31.2 g)	3.38 g (3.38 g)	約84% (約89%)
	業務用	13.1 g	0.59 g	約95%

注1：マーガリン類に属するもののうち、食用油脂の割合が80%未満のもの
注2：常温で半固形状（クリーム状）の、食用油脂

全体としては減少しているが、製品によるばらつきが非常に大きい。
不飽和脂肪酸の減少に伴い、飽和脂肪酸の割合が高くなる。

■図－33　食品中のトランス脂肪酸含有量の推移

計したデータを平均した値ですが、マーガリンやファットスプレッド、ショートニングについて、一般用と業務用に分かれていますが、2006（平成18）年度では、100g中の脂質の中にトランス脂肪酸の占める割合は高く、特にショートニングはかなり高かったのです。ところが、2010（平成22）年度には、大きく減りました。中でもショートニングはすごく減っています。

繰り返しますが、不飽和脂肪酸を還元反応で飽和脂肪酸に変えているわけですから、その処理方法によって、トランス脂肪酸が生じる割合は変わるわけです。だから、企業によって、製品によって、どの程度トランス脂肪酸が含まれているかは異なりますので、全部が均質に下がったということではありません。けれども、全体としての量は下がって、2010（平成22）年度にはかなりトランス脂肪酸を含む割合が下がったことになります。

●日本人のトランス脂肪酸摂取量はかなり少ない

トランス脂肪酸の摂取を抑えようという世界的な動きの中で、WHO（世界保健機関）では、総エネルギー摂取のうちのトランス脂肪酸の占める割合を1％以下にしようという目標値を設定して世界によびかけま

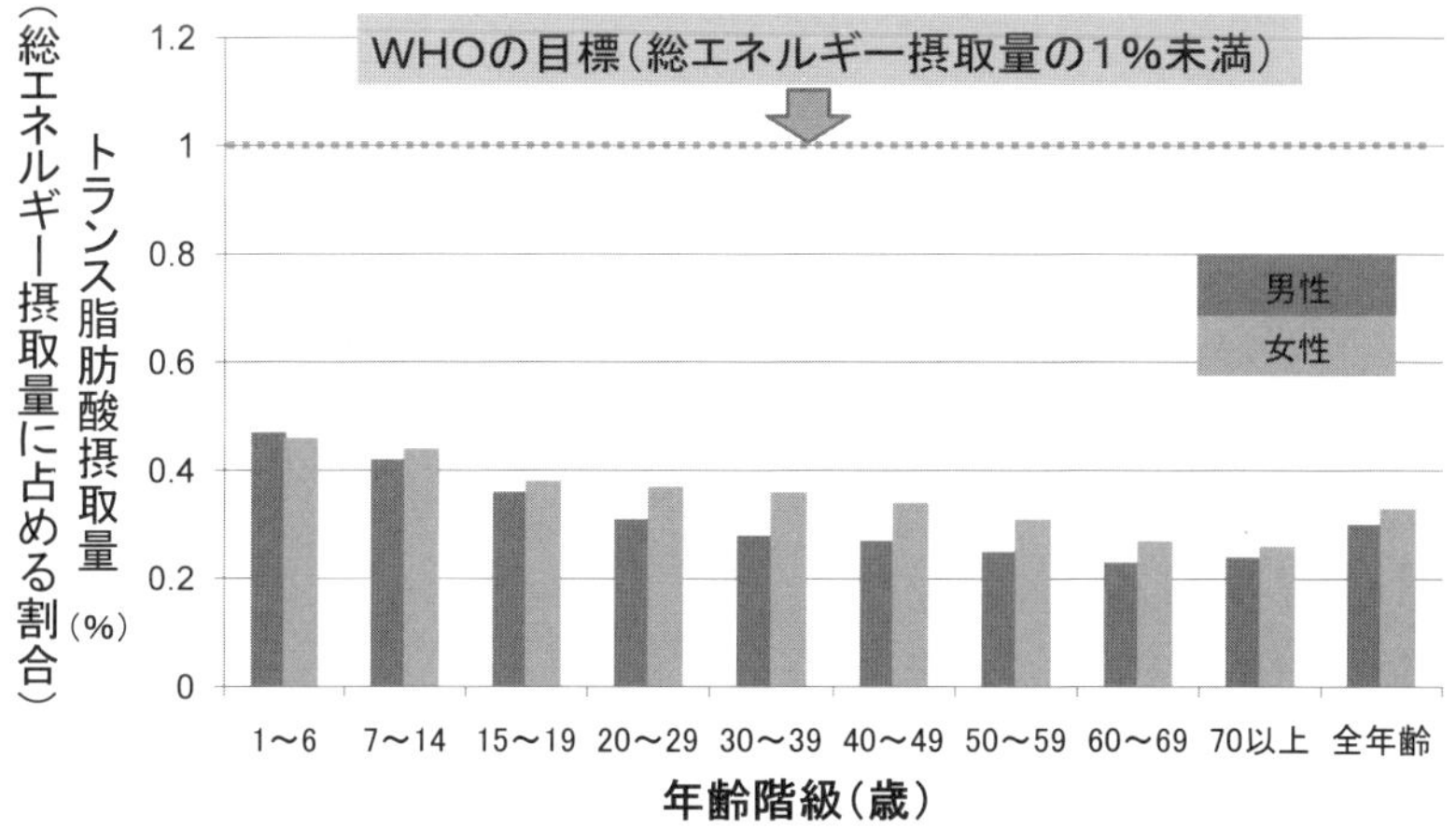
WHOの目標（総エネルギー摂取量の1％未満）
トランス脂肪酸摂取量（総エネルギー摂取量に占める割合）（％）
1.2
1
0.8
0.6
0.4
0.2
0
男性
女性
1～6
7～14
15～19
20～29
30～39
40～49
50～59
60～69
70以上
全年齢
年齢階級（歳）

■図－34　日本人のトランス脂肪酸摂取量の推定結果（平成15年～平成19年平均値）

した。

けれども、日本の場合、２００３（平成15）年度から２００７（平成19）年度の国民栄養調査に基づいた各年齢層の集団の平均値としての総エネルギー摂取のうちのトランス脂肪酸の占める割合は、１％よりもさらに下の０・３％、１歳から６歳では若干高いけれども、全体的には０・３％台と非常に低い状態にとどまっていることが分かったのです。ただし、食生活における脂肪全体の摂取、トランス脂肪酸のみならず、飽和脂肪酸も含めた脂肪の取り過ぎ、食事性コレステロールの多量の摂取は心疾患のリスクを高めるため、食生活において脂肪全体の摂取について注意する必要があります。

コラム

2006（平成18）年度から2010（平成22）年度の間でトランス脂肪酸が減っているけれど、飽和脂肪酸の量に変化はないの？

基本的にはショートニングなどの場合、固形である程度の形をつくることが必要になるので、飽和脂肪酸量が増えているでしょう。ですから、トータルカロリー摂取を考えると減っているわけではない、全脂肪酸量が減っているわけではないということになります。

●―脂質に偏った食事をしている人は注意が必要

このことから、日本人の大多数は、基本的にはトランス脂肪酸の過剰摂取にはなっていなくて、通常の生活では健康への影響は小さいと判断されます。

それでも、食生活では脂っこいものが好きな人もいるでしょうし、個々で摂取の形態も違います。ですから、脂質に偏った食事をしている人は、当然のことながらトランス脂肪酸をたくさん取っているかもしれませんから注意しなければいけません。

もう一つ考えなければいけないのは、人間の体は脂肪酸を使いやすいものから使うということです。トランス脂肪酸は、代謝はできるけれどもそれほど効率よく代謝はできません。そうすると、使いやすいものから順番に使っていくなかで、過剰に脂肪を取っている状態では、何が残りやすいかと言えば、トランス脂肪酸が残りやすくなるわけです。そうすると、全体的に見ればトランス脂肪酸は、だんだん高い比率として残り体にたまってくることが考えられますから、リスクがゼロではありません。だから、それなりに注意が必要だということになります。

コラム

飽和脂肪酸による健康への影響は心配しなくてもいいの?

トランス脂肪酸を減らすために、ショートニングやファットスプレッド、マーガリンの製造法を変えると、当然、飽和脂肪酸が増えてきますので、トランス脂肪酸のことばかり気にして、飽和脂肪酸、あるいは脂肪全体の摂取を気にしないことのほうが、リスクは上がります。ですから、基本的には飽和脂肪酸や動物性油脂と植物性油脂をバランスよく取るということ、それから当然、油脂全体の摂取を減らすということが、食生活としては重要なことになります。

トランス脂肪酸が多く含まれている食品にはどんなものが多いのかというと、いわゆる袋のお菓子類ですね。ケーキ屋さんで売っているバターを使ったパイではなくて、スーパーで売っているマーガリンやファットスプレッドを使ったパイのようなお菓子とかにトランス脂肪酸が多く含まれているようです。牛乳などのトランス脂肪酸は先に述べたように気にしなくても良いと思います。

●――多くの食品とさまざまな種類の食事を取ることが大切

トランス脂肪酸は体の外に出るのに特に時間がかかるし、残りやすいものです。だから肝臓や副腎などにはどんどんたまっているはずだということになります。これを長期間取っていると肥満、高脂血症、高血圧などのリスクが、年齢が上がった段階で出てくる可能性があることを考えておかなければいけません。

ですから、基本的には過剰な摂取はやはり避けるのが一番で、そのためにはいろいろな食品を偏らないで取ることが大事になってきます。また、さまざまな種類の食事を取ることも大切です。というのは、自分が調理をして食べる場合には、どの程度トランス脂肪酸が入ってくるかなと、ある程度推しはかることは可能かもしれないけれども、調理済みの食品を食べる場合は、どれにどの程度入っているかなんて分かりません。であれば、偏らないでいろいろな食品を取ることで避けるのが現実的な方法ではないかと思います。

コラム

植物性のステロール、シトステロールについてはどのような影響があるの？

ソーヤレシチンなどの植物ステロールは、いろいろな形、つまりサプリメントを含めて、昔は医療用として使われていた経緯があります。これらのステロールが我々の体に入る仕組みと関わっています。コレステロールは、我々の体の中ではトランスポーターで運ばれて、腸間膜を通過します。腸管膜を通過する際には、植物ステロール、βシトステロールも含まれるような植物ステロールとコレステロールとが一緒に入ります。しかしながら、我々の体は巧妙で、次のところで植物ステロールは排泄型ポンプ、つまり外側（腸管側）に排泄するポンプによって植物ステロールをコレステロールから区別して、植物ステロールは腸管側に排出しているのです。必要なコレステロールは取り込みます。だから、入るときは一緒に取るけれども、その中でステロールを選別して、コレステロールは必要だと判定して中に入れるのです。そういうシステムを持っています。したがって、植物ステロールを大量に取った場合は最初の段階で、コレステロールの体の中に入る量をある程度下げることができるので、トータルとしてのコレステロール摂取を下げることが、ある程度は可能だと思います。しかしながら、大量に取ってしまうと、効果はなくなってしまいます。

もちろん、そのポンプの機能を欠いて、遺伝的に欠損しているような方では、体の中のβシトステロール濃度がけっこう高いという方も実際におられます。この場合は遺伝的な要因で起きることがあり、通常の場合には植物ステロールは体の中に入らないというふうに考えていただいていいと思います。

第4章

甘くみていると危ない？

〜意外と知らない食中毒〜

熊谷 進

はじめに

第4章では食中毒をテーマに取り上げます。食中毒というと、今は年間に2～3万人の患者が届け出られており、最近でも、北海道の浅漬けの食中毒、富山県の生肉の食中毒などがあり、亡くなられた方が何人も出ました。けれども、それ以前の2年間はというと死者数はゼロで、ひょっとしたら食中毒はもう過去のものではないか、テーマとしてはもう新しくないと感じている人もいるかもしれません。でも、実はそうではないという話をすることになると思います。

「意外と知らない食中毒」というタイトルですが、もしかすると、意外に知っている食中毒なのかもしれません。一つでも新しいことを知っていただいて、実生活あるいは業務などに生かしていただきたいと思います。

1　食中毒って何ですか？

食中毒とは何か

「食中毒って何ですか」とよく言われますが、ずっと昔から使われている言葉なので、非科学的な部分も背負っていますが、それを含めてトータルとして表現すれば、「飲食物を摂取することによって起きる、急性の胃腸障害を主症状とする健康障害のこと」と言えるでしょう。例えばフグの毒などは、主に神経系にあらわれるので、主症状が胃腸障害ではないけれども、そういうものも、歴史的に「食中毒」ということでくくられています。昔は「食あたり」ともよばれておりました。

大部分の食中毒事例は、地上に存在する非常にたくさんの種類の微生物のうちの本当にごく一部の微生物によって発生しています。ここでは主に、微生物を原因とする食中毒について話を進めることにします。

コラム

腐敗した食品や酸化した食品による胃腸障害は食中毒とは言わないの？

食品由来のもので健康障害を起こしたものは、食中毒の扱いになります。行政的にはそういう扱いになります。ただし、腐敗の場合は、原因物質が分からないことがあります。腐敗の場合に、最も分かりやすいのは、青みの魚でヒスタミン食中毒というのがあり、よくアレルギーと間違われますが腐敗の一種と言われています。また酸敗（酸化物が生じ味が変わること）については、インスタントラーメンが出始めたころに、酸化脂質で胃腸の具合が悪くなった、あるいは気持ちが悪くなったという事例が多発しましたが、その後、防止手段が講じられて今に至っており、食中毒事例としては酸敗の事例は現在では少なくなっています。

●—食中毒の調査と対応はどのようにされるのか

食中毒の調査と対応について説明しますと、学校などの集団施設から下痢や嘔吐などの連絡があったときは、まず保健所などが事態を把握し、その後、保健所で働く医師などが、食中毒と診断した場合に、原因等についての調査を都道府県の保健所が行います。

この調査は、基本的には聞き取り調査と検査の二つから成り立っています。聞き取り調査は、患者から症状とか、何を食べたかなどを聞き取ります。例えば給食などの集団事例で、どうも同じ原因らしいと判断された場合には、症状のない無症状者からも聞き取り調査をします。そして、聞き取り調査である程度推定できることもありますが、

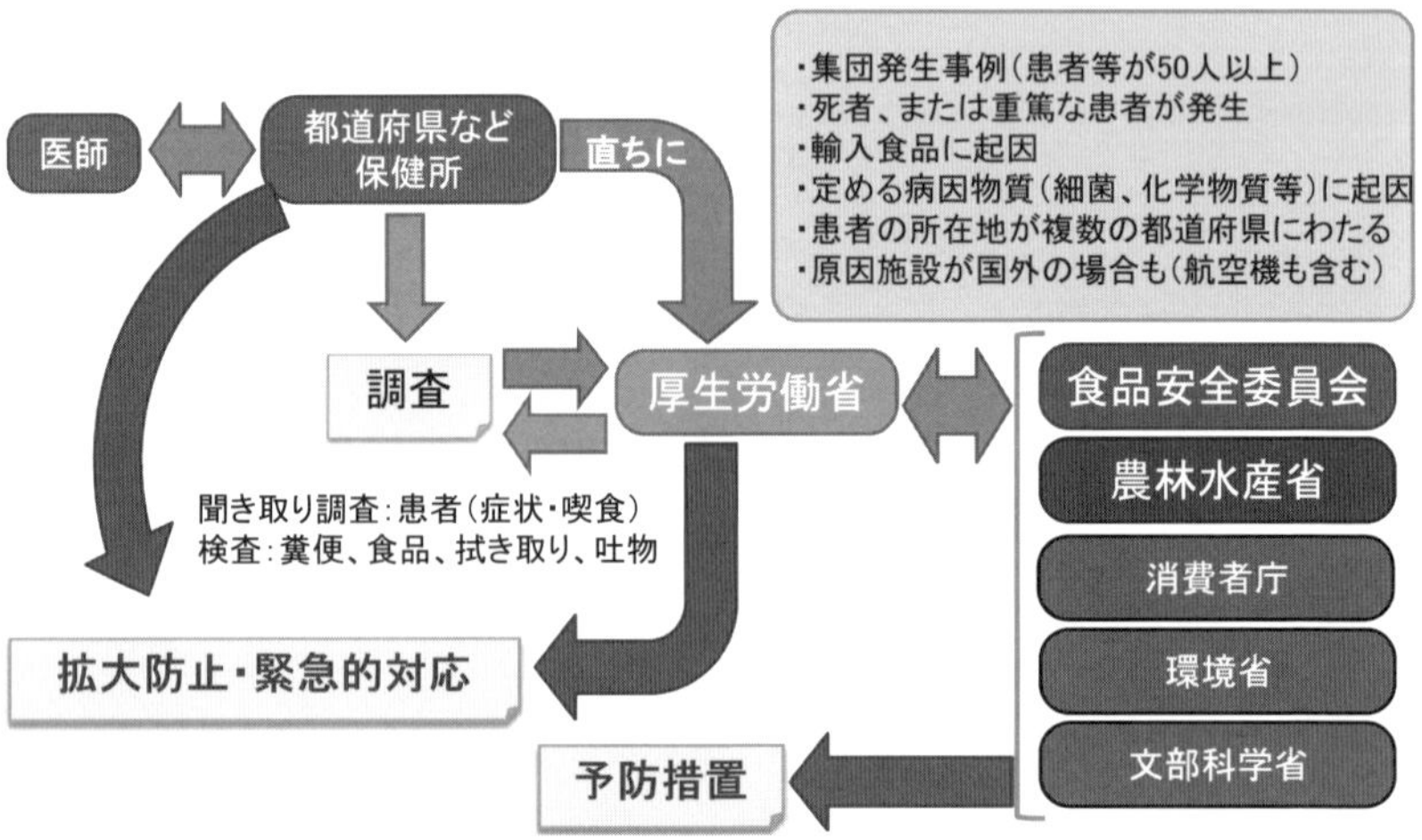

・集団発生事例（患者等が50人以上）
・死者、または重篤な患者が発生
・輸入食品に起因
・定める病因物質（細菌、化学物質等）に起因
・患者の所在地が複数の都道府県にわたる
・原因施設が国外の場合も（航空機も含む）
医師
都道府県など保健所
直ちに
調査
厚生労働省
食品安全委員会
農林水産省
消費者庁
環境省
文部科学省
聞き取り調査：患者（症状・喫食）
検査：糞便、食品、拭き取り、吐物
拡大防止・緊急的対応
予防措置

■図－35　食中毒の調査と対応の流れ

さらに検査もします。例えば患者の糞便を検査して、食中毒菌が検出されるかどうかを検査します。もし食品の残りがあれば、それも検査します。それから、施設ですと、拭き取った試料や吐物があればそれも検査します。

糞便や吐物から検出された微生物と残っていた食品の中から検出された微生物とが一致すると、これは原因食品としてかなり確かな証拠が得られたことになります。でも、そういうケースはけっこう少なくて、実際には聞き取り調査で原因食品を推定する場合が多いです。

微生物による食中毒の場合には、糞便から原因微生物を検出できることが多いので、原因物質を推定することが比較的容易です。しかし、食品から原因微生物を検出することは容易ではなく、また、微生物以外の物質によるその他の食中毒の中には、原因物質の特定が難しい場合もあって、中にはこうした調査を完了するのに、何週間か、あるいは1カ月、難しいものだと何カ月もかかることがあります。その調査結果を厚生労働省に報告します。

その報告について1年を通じて毎年、厚生労働省のホームページで患者数や死者数を公表しています。

ただ、非常にリスクの高い食中毒原因の場合には、保健所が調査している間にもどんどん広がってしまうことがあり得るわけです。そのようなことがあってはならないので、次のような場合には、ほぼ状況が分かってきた段階でただちに厚生労働省に報告することが決められています。

① 患者数がどんどん増えてきて、50人以上見込まれるような場合
② 死者が既に出たということが分かった場合
③ 輸入食品は国の管轄なので、輸入食品がからんでいると分かった場合
④ 病因物質がある特定の細菌、化学物質等の場合
⑤ 患者の所在地が複数の都道府県にわたる場合

などですが、ただちに厚生労働省に届けるとともに、拡大防止・緊急的対応を国も協力して行う形をとることになっています。

●—調査結果の整理

調査結果は、多くは次の図—36のような形で整理されます。これはまったくの架空の例ですが、食中毒の調査の例で見てみましょう。

病因物質が分かって、患者数、死者数、原因施設が分かって、あとは年齢別の患者数、男女の人数、症状が出るまでの潜伏時間の整理、下痢とか発熱、嘔吐など症状に分けて整理されます。

微生物による食中毒の場合、下痢、発熱、嘔吐、腹痛という症状が非常に多いけれども、このような症状を整理して、調査結果を1事例ずつまとめて、厚生労働省にその報告を提出することが定められています。

平成△年8月下旬　患者数:26名　死者数:0名
病因物質:腸管出血性大腸菌O157H7　原因施設:(株)△○社

■ 性年齢別患者数

年齢／性別	-9	10-14	15-19	20-24	25-29	30-34	35-39	40-44	45-49	50-54	55-59	60-64	65-69	70-	計(人)
男	0	3	6	0	0	1	1	0	1	0	1	0	1	0	14
女	0	2	2	1	1	1	0	1	0	2	1	0	1	0	12

■ 潜伏時間別患者発生数

時間(分)	60-72	72-84	84-96	96-108	108-120	不明	計
患者数(人)	1	1	1	0	3	20	26

■ 症状

	下痢	発熱	嘔吐	腹痛	吐気	頭痛	脱力	悪寒	脱水
患者数(人)	26	12	4	23	5	1	1	1	1
発現率(%)	100	46	15	88	19	4	4	4	4

■図－36　食中毒調査結果の整理（例）

●食中毒は1年に何件ぐらい、何が原因で起こっているか

保健所などから上がってきた報告を厚生労働省で整理して、その結果を年次ごとの推移で示したものが年次推移のグラフです。

図―37は食中毒事件の年間報告数をプロットしたものですが、カンピロバクター、サルモネラ属菌、腸炎ビブリオなどの細菌に加えてノロウイルスなど、原因となった微生物ごとの食中毒の推移、変化をグラフで見ることができるようになっています。

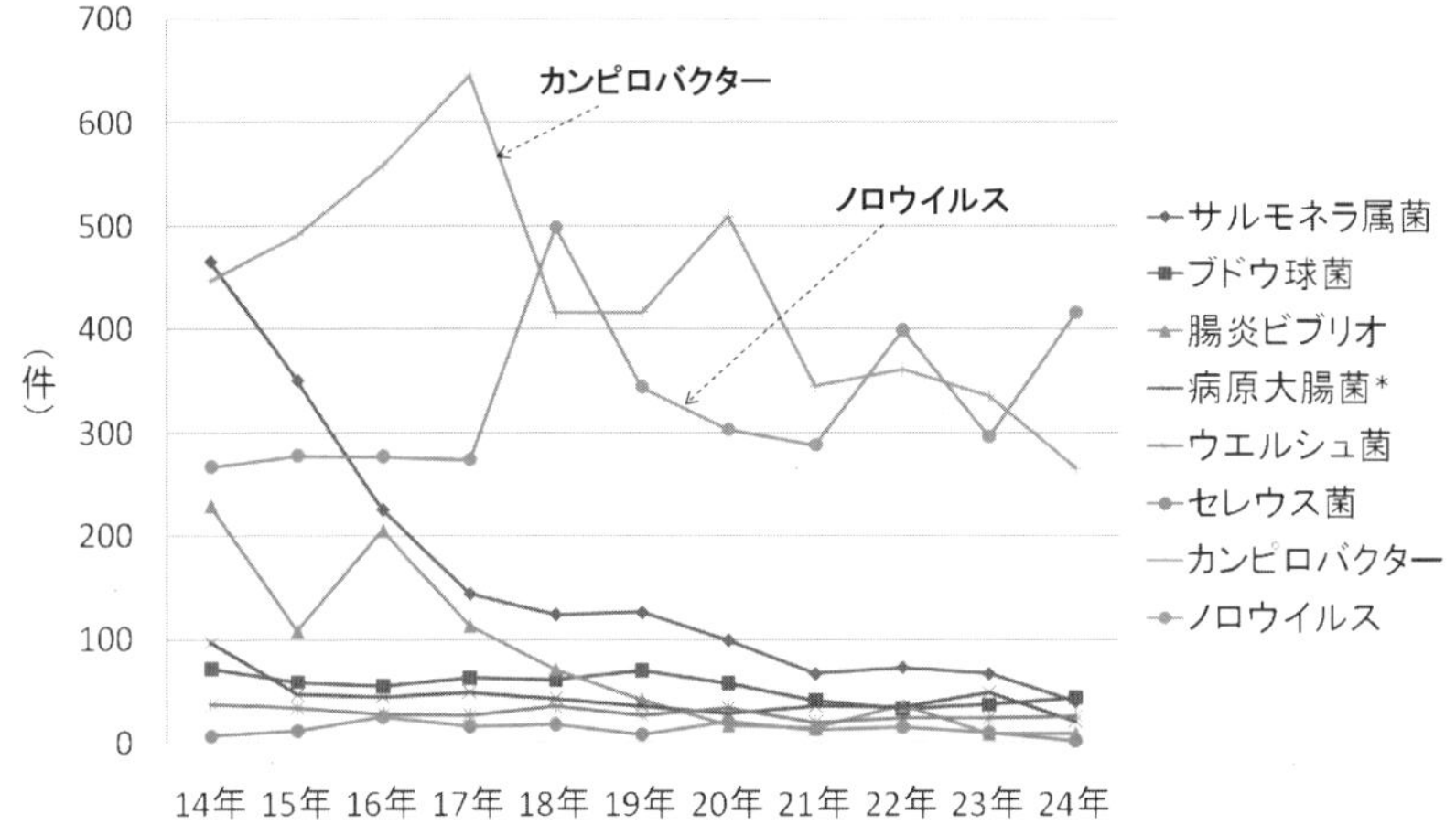

700
600
500
400
300
200
100
0
（件）
カンピロバクター
ノロウイルス
14年 15年 16年 17年 18年 19年 20年 21年 22年 23年 24年
サルモネラ属菌
ブドウ球菌
腸炎ビブリオ
病原大腸菌*
ウエルシュ菌
セレウス菌
カンピロバクター
ノロウイルス

■図－37　食中毒事件数の年次推移

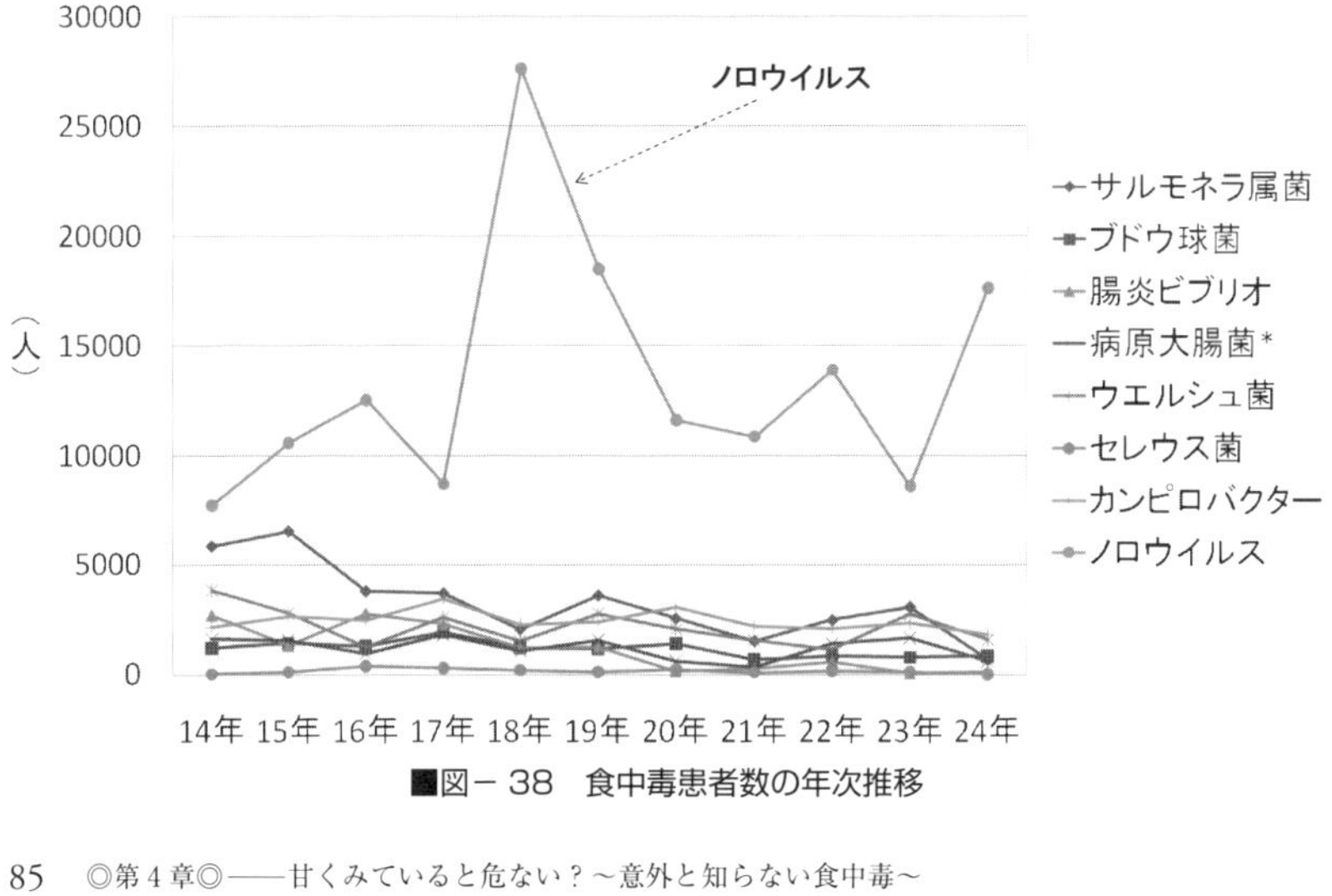

30000
25000
20000
15000
10000
5000
0
（人）
ノロウイルス
14年 15年 16年 17年 18年 19年 20年 21年 22年 23年 24年
サルモネラ属菌
ブドウ球菌
腸炎ビブリオ
病原大腸菌*
ウエルシュ菌
セレウス菌
カンピロバクター
ノロウイルス

■図－38　食中毒患者数の年次推移

●—食中毒の患者数はノロウイルスが最も多い

1年当たりの患者の数はというと、ノロウイルスによる食中毒患者数が一番多いことが分かります。事件数ではカンピロバクターのほうが多いけれども、患者数で見ると、ノロウイルスに比べればかなり少なくなっています。その他の食中毒も、ノロウイルスに比べればかなり少なくなっています。

コラム

なぜノロウイルスは患者数が多いの?

なぜノロウイルスはこんなに患者数が多いのかというと、1事例当たりの患者数が多いことを意味しています。カンピロバクターは、事件数は多かったけれども、患者数が比較的少ない。つまり、小規模の食中毒が非常に多いということになります。

コラム

なぜノロウイルスが寒くなってはやるの?

なぜなのか明確には分かっていませんけれども、インフルエンザと同じで、低温がノロウイルスの生存には適していると、考えられています。

●──細菌は細胞であり、ウイルスは粒子である

では、細菌はどのような形をしていて、どのくらいの大きさなのかといった、基本的なところから入っていきましょう。

細菌は細胞から成り立っていて、ウイルスは粒子から成り立っています。腸管出血性大腸菌を電子顕微鏡写真で見ると、一つ一つの菌の表面からひげみたいな小さな毛が生えているのが分かります。うっすらとしか見えないけれど、このような毛を持っていると、運動ができます。ですから、光学顕微鏡でも見えますが、生きている腸管出血性大腸菌は、毛を動かしてピョロピョロ運動しているのが見えます。

それから、菌の中には、楕円形というか、腸管出血性大腸菌のような細長い形ではなくて、球状をした球菌とよばれている菌もあります。

これらの菌は細胞ですから、分裂して増殖します。これに対して、ノロウイルスを電子顕微鏡写真で見ると、ウイルスは、ＲＮＡあるいはＤＮＡなどの核酸がタンパク質で覆われている形をしています。これは細胞ではなくて、もっとうんと小さい、腸管出血性大腸菌の１０００分の１ぐらいの小ささになると思われますけれども、粒子状になっています。

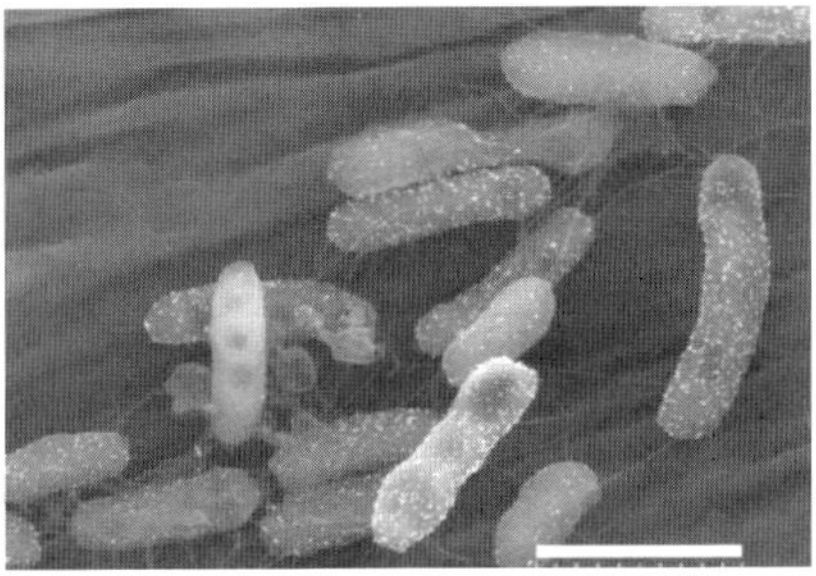

腸管出血性大腸菌

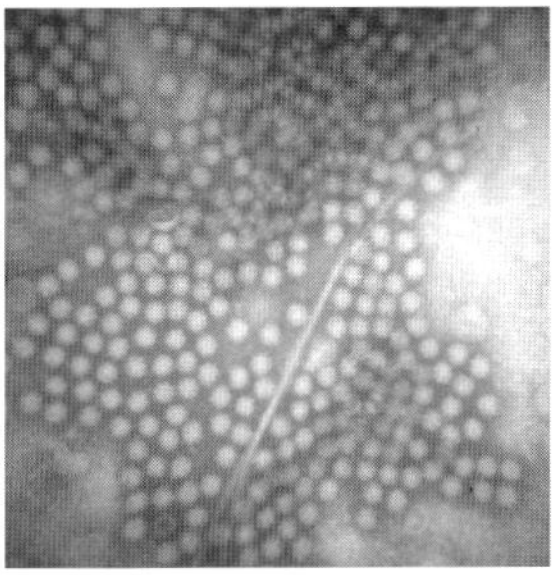

ノロウイルス
直径30 nm 前後の小球形
<埼玉県衛生研究所提供>

■図－39　細菌とウイルスの形（細菌は細胞、ウイルスは粒子）

2　食中毒はどのようにして起こるのか

●微生物による食中毒には感染型と毒素型がある

食中毒はどのような仕組みで起こるのでしょうか。微生物を主な原因とする食中毒について見てみましょう。

微生物が食中毒を起こす仕組みは、大きく分けると2種類あって、感染型食中毒とよばれるもの、それから毒素性食中毒あるいは毒素型食中毒とよばれるものがあります。ここでは分かりやすく感染型と毒素型とよびますが、この2種類に分けることができます。

●感染型食中毒はノロウイルスなど生きた微生物を食べることで起きる

感染型というのは、生きている微生物がヒトの消化管内に入って、そこで作用して、食中毒を生じるケースです。

これは、生きている微生物を食べなければ、健康障害が起こることはありません。死んでいる微生物をいくら食べても、健康障害は起こらない。そういう種類の食中毒です。その原因となる微生物としては、

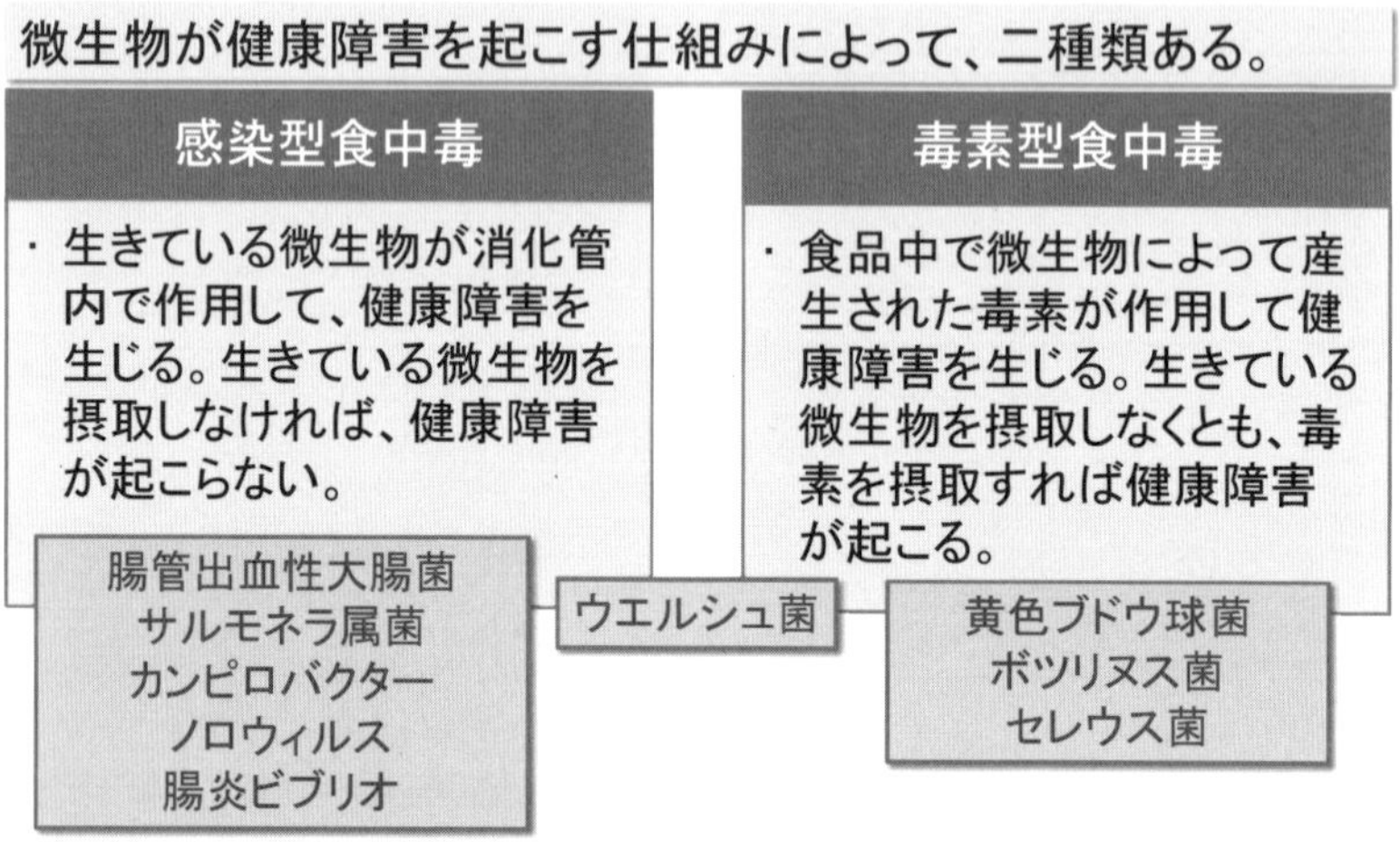
微生物が健康障害を起こす仕組みによって、二種類ある。
感染型食中毒
・生きている微生物が消化管内で作用して、健康障害を生じる。生きている微生物を摂取しなければ、健康障害が起こらない。
毒素型食中毒
・食品中で微生物によって産生された毒素が作用して健康障害を生じる。生きている微生物を摂取しなくとも、毒素を摂取すれば健康障害が起こる。
腸管出血性大腸菌
サルモネラ属菌
カンピロバクター
ノロウィルス
腸炎ビブリオ
ウエルシュ菌
黄色ブドウ球菌
ボツリヌス菌
セレウス菌

■図－40　感染型食中毒と毒素型食中毒

腸管出血性大腸菌、サルモネラ属菌、カンピロバクター、ノロウイルス、腸炎ビブリオなどがあげられます。

毒素型食中毒はボツリヌス菌など微生物の毒素によって起きる

それに対して毒素型の食中毒は、食品中で微生物によってつくられた毒素が作用して健康障害を生じる食中毒です。これは、生きている微生物を摂取しなくても、つまり、微生物がたとえ死んでいたとしても、微生物がつくった毒素が残っていて、その毒素を食べることによって食中毒が起こります。その原因として代表的なものには、黄色ブドウ球菌、ボツリヌス菌、セレウス菌があります。

感染型と毒素型の中間的な食中毒もある

さらに、この二つの間にある中間型のものが実はあります。これは、ヒトが勝手に分類しているだけの話で、微生物は別に分類を考えて生存しているわけではありません。ウエルシュ菌というのがその中間と考えられます。ウエルシュ菌は、摂取された菌が腸管の中で毒素をたくさんつくって、その毒素によって健康障害が起こるというものです。

感染型食中毒の菌も毒素をつくるものが多いのですが、腸管の中で生きていて、腸管の中で増殖して、そこで毒素がつくられるという形です。ウエルシュ菌は、腸管の中で増殖型の菌が芽胞に変わるときに、腸管の中で毒素をつくって、その毒素が作用して健康障害を起こすと考えられています。

要するに、この違いで一番簡単なのは毒素型の食中毒で、これは、微生物を殺しても、食品中で毒素がいったんつくられていたら、その毒素を食べることによって食中毒になります。

●—腸管出血性大腸菌はどのようにして食中毒を起こすのか

どのように微生物が体に作用して健康障害を起こすのかが比較的よく分かっているのが、腸管出血性大腸菌です。似た部分が他の食中毒菌にもありますが、ここでは、腸管出血性大腸菌の場合を例に説明します。

胃を通過して腸管の中に菌が入ると、腸管出血性大腸菌の場合は結腸で作用します。なお、作用する部位は菌によって異なります。大腸の一部である結腸の管腔の表面では、栄養素や水などがやりとりされるのですが、そこの細胞に腸管出血性大腸菌が接着します。菌の周りにある毛、これを鞭毛といって、この鞭毛で接着して、分裂して増えていきます。

接着するのに、もうちょっと複雑な仕組みを使う場合もあります。

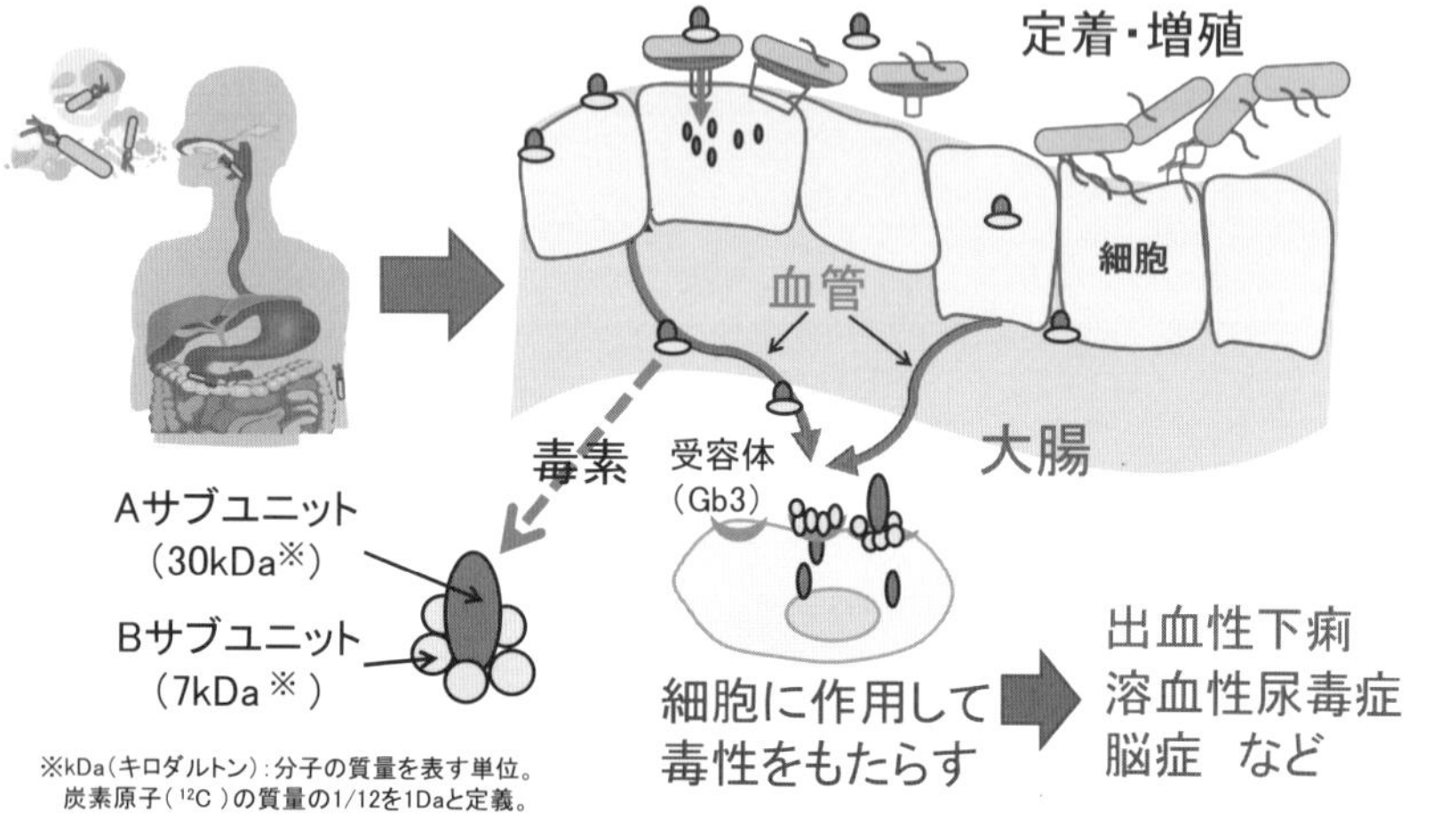
定着・増殖
細胞
血管
大腸
毒素
受容体
(Gb3)
Aサブユニット
(30kDa※)
Bサブユニット
(7kDa※)
細胞に作用して
毒性をもたらす
出血性下痢
溶血性尿毒症
脳症　など
※kDa(キロダルトン):分子の質量を表す単位。
炭素原子(^{12}C)の質量の1/12を1Daと定義。

■図－41　腸管出血性大腸菌の作用の仕組み（模式図）

菌が結腸の管腔表面に近づくと、菌体の中から、いくつかの因子が出てきます。これらの物質は、結腸の細胞の骨格を変えて、菌が接着できるようにすると考えられています。接着し増殖した菌から毒素が出て、毒素が血管の中に入り込んで、全身に運ばれるという仕組みになっています。全身に運ばれると、特定の細胞にこの毒素がくっつきやすい受容体というところがあって、ここに結合します。

毒素とはどのようなものなのかを見ると、一つのサブユニットに五つのサブユニットがくっついている構造になっています。サブユニットは部品と考えていいですが、Bサブユニットの部分が受容体に特異的にくっつきます。そうすると、Aサブユニットだけが細胞の中に入り込んで、基本的にはタンパク合成を阻害して細胞に障害をもたらします。

受容体が豊富に存在する場所が大きなダメージを受けます。その結果として、出血性下痢や脳症、溶血性尿毒症（これは主に腎臓がやられるのですけれども）など腸管から離れた場所でも障害があらわれてきます。

腸管出血性大腸菌の場合は、このように、この菌体自体が腸管の細胞内に入り込んでいくことはありません。しかし、例えばサルモネラ属菌の一部には、菌が腸管の細胞内に入りやすいような因子をつくり、その結果、菌が細胞の中に入ってしまい、そこで増えるということが起こると考えられています。

菌が接着して腸管の表面で増えることを、定着して増殖すると言うのですが、菌が定着しないと素通りしてしまいます。内容物と一緒に、糞と一緒に外に出てしまうので、感染型食中毒の原因菌はたいていこの定着し増殖をするという仕組みをとります。
ところが、毒素型の食中毒の場合は、細菌が死んでいても、食品中でつくられた毒素が作用して悪さをするということになります。

コラム

食中毒はどのくらいの量の感染で発症するの?

食中毒は少しの感染でも発症するものがあります。比較的少ない数で発症する食中毒微生物には、ノロウイルスがまずあげられます。それから腸管出血性大腸菌、サルモネラ属菌もそうです。ただし、サルモネラ属菌の場合は、菌の種類が非常にバラエティーに富んでいるので幅があります。ある種のサルモネラ属菌は、記録では1個か2個で食中毒を起こしたという報告があるぐらいに、強いサルモネラ属菌も存在します。腸管出血性大腸菌の場合は、盛岡の事例で、1人当たり60個ぐらいの菌を食べて発症した例がありますし、もっと少ない菌数での発症も報告されています。ですから、腸管出血性大腸菌も、数十個食べると、またはもっと少量でも発症すると考えていいと思います。ノロウイルスも同じようなものです。

これらの少量で発症する菌で特に気をつけなければならないのは、増殖させないことはもちろんですが、特に他の菌と比べて、汚染させないことが非常に重要です。

3　食中毒を予防するには？

●—予防の三原則　「つけない」、「ふやさない」、「やっつける」

ここからは、食中毒を予防するにはどうすればよいかという話になります。これは昔から日常的によく言われていることで、今の時代でもまったくそのとおりで、予防の三原則とよんでいますけれども、「つけない」、「ふやさない」、「やっつける」ということになります。

●—「つけない」—食中毒微生物の汚染源はここだ

「つけない」ためにどうすればいいか、要するに汚染させないようにすることです。そのために必要な知識として、汚染源を知っておくことが非常に重要になります。

微生物の種類ごとの主な汚染源をまとめると、サルモネラ属菌、カンピロバクター、腸管出血性大腸菌、その他病原性大腸菌、ウエルシュ菌などは、ヒトや動物の糞便が生息しやすい場所になります。そこが汚染源となって、環境中のいろいろなところを汚染します。そこから食品を汚染して、食中毒を起こします。

食中毒微生物の生息場所（汚染源）を知っておくと、「つけない」（汚染を防止する）ための注意点が判る。

主な汚染源	微生物の種類
人と動物の糞便	サルモネラ属菌、カンピロバクター 腸管出血性大腸菌、その他病原大腸菌 ウエルシュ菌
人の糞便	ノロウイルス、赤痢菌、コレラ菌
沿岸海水、海産魚介類	腸炎ビブリオ、コレラ菌
二枚貝	ノロウイルス
人の化膿創、手指、鼻汁、乳	黄色ブドウ球菌
土壌	ボツリヌス菌、セレウス菌
乳肉	エルシニア・エンテロコレチカ、リステリア菌

■図－42　食中毒原因微生物の汚染源

動物ではなくヒトだけを汚染源にする微生物もあります。それはノロウイルスとか赤痢菌、コレラ菌ですが、ヒトの糞便が汚染源になります。

特殊なものとしては、沿岸海水とか海洋魚介類を汚染源とする腸炎ビブリオやコレラ菌があります。コレラ菌は、腸炎ビブリオに比べると塩分が少ない場所のほうが生息しやすく、沿岸海水といっても河口域にいることが多いのです。いずれの菌も、感染した人の糞便に含まれる多数の菌から広がって沿岸海水やそこに生息する生物を汚染することになります。

それから二枚貝、これはノロウイルスが有名なものとしてあげられます。糞便から出たノロウイルスが海水を汚染して、二枚貝が海水を大量に吸収したときにノロウイルスが二枚貝に蓄積されてしまうという仕組みが考えられます。

また、黄色ブドウ球菌は、ヒトの化膿創とか、手指、鼻汁が汚染源になります。昔は、おにぎりを家庭で、あるいは製造業者が素手でにぎっていましたから、それで黄色ブドウ球菌の食中毒がしばしば起こりました。今はおにぎりの黄色ブドウ球菌による食中毒は割と少なくなりました。

それから、土壌が汚染源になっていることもあります。ボツリヌス菌とかセレウス菌がそれです。あと乳肉を汚染源とするエルシニア・エンテロコリチカとかリステリア菌もあって、環境中にも広く広がっています。

コラム

ノロウイルスは二枚貝から感染するのとヒトから感染するのとどちらが多い?

実態として、ノロウイルスは二枚貝とヒトとの間を行き来していて、それからヒトとヒトとの間も行き来していると認識されています。ヒトの糞便から二枚貝へのルートは下水です。下水は処理されているのではないかと思うかもしれません。確かに、終末処理場において塩素で処理されて、海に放出されますが、下水処理場は、雨がたくさん降ると、塩素処理できないで、そのまま糞便由来の下水も流れる場合があります。それが一つの問題です。もう一つは、もしかすると規模はそれより小さいのかもしれませんが、船から直接糞便を流す場合がもしあるとすると、それも無視できません。河川にそのまま糞便が流れることは、昔はけっこうあったかもしれませんが、今は極めてまれだと思われます。現在のルートとしてはそういうルートが考えられます。

なぜ二枚貝なのかというと、二枚貝は、大量の海水を吸い込んで吐き出して、その海水中にあるものを中腸腺とよばれる、脊椎動物の肝臓にあたる器官にためてしまう性質があります。それで二枚貝にたまってしまうことになります。

ヒトの糞便ですが、研究機関によって、糞便にどのぐらいノロウイルスの粒子数があるかが調べられたことがあり、その結果、感染したヒトの糞便には1g当たり10の9乗ぐらい含まれていることが見出されています。個人差はあるでしょうが、何日間かにわたって排出し続けますから、1人が1日に糞便200gを出すとしても、10の11乗ぐらいになろうかと思います。ですから、それで100人と考えると、さらに全体として10の14乗程度かが排出されるわけで、それは下水で処理されるけれども、雨が多く降った場合には、そのまま海水の方に行ってしまう場合があるわけです。それを貝がフィルターをかけてどんどん吸い込んで蓄積するのだろうと考えられています。

カキでは、それを避けるために、清浄な海水域で養殖する努力がされています。特にきれいなところを選んで養殖したものを生食用として出荷しています。

ところが、今、食中毒で二枚貝経由よりも多いのが、ヒト由来で食品あるいは食材を汚染させてしまって、それをヒトが食べて発症する例です。その場合、発症するために必要な粒子数が100以下という割と少ないけれど発症してしまうケースがあることが分かっていますので、少しの粒子を食べて、人の腸管の中で増殖させて排出してしまうという、ヒトがアンプリファイアー（増幅媒体）のようになってどんどん増やしてしまうという表現も使えることになります。

●―「ふやさない」―①どのようにして増えるのか

食中毒を起こす微生物がどうやって増えるかというと、細菌とウイルスとではまったく違います。細菌は周囲の成分を利用して細胞分裂をして増えていきます。周囲の成分を利用するので、食品や食品の原材料に付着すると、条件が良ければ、どんどん増えていきます。

ところが、ウイルスはそのような方法で増えることはできません。生きている細胞内で、細胞の機能とか細胞成分を利用して増殖するのです。ですから、ノロウイルスはヒトの腸管の細胞でどんどん増えていきますが、食品の上では増えることはできません。

●―「ふやさない」―②食中毒細菌が増える条件は何か

では、食中毒細菌が増殖できる条件は何かを見てみましょう。細菌もヒトと同じように、アミノ酸やタンパク質、炭水化物などの栄養素が必要です。

それから、温度があります。多くの場合、5～45℃で増殖できますが、至適増殖温度というのがあって、ヒトや高等動物の体温近辺の30～40℃で特に増殖しやすいという特徴があります。中には低温で増殖できる菌もあり、0℃でも、もし液状であれば、増殖できる菌が食中毒細菌の中にあります。リステリア菌がそれで、逆に、だいたい50℃を超えると、むしろ死滅の方向に向かいます。

pHでみると、中性が適していて、その周りにある程度の幅があります。最適は、中性のpH7・0近辺になります。それから、水分活性というの

■ 細菌は周囲の成分を利用し、細胞分裂で増殖

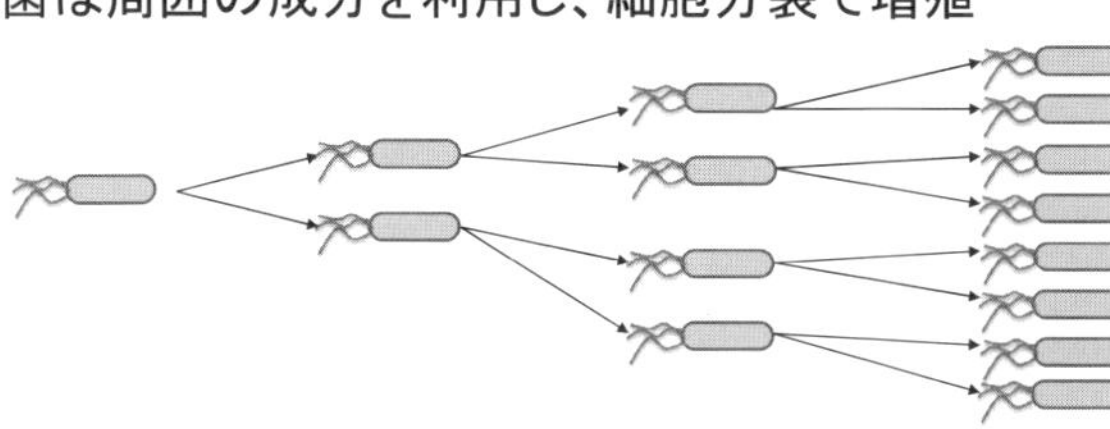

■ ウイルスは生きている細胞内で、細胞成分を利用して増殖

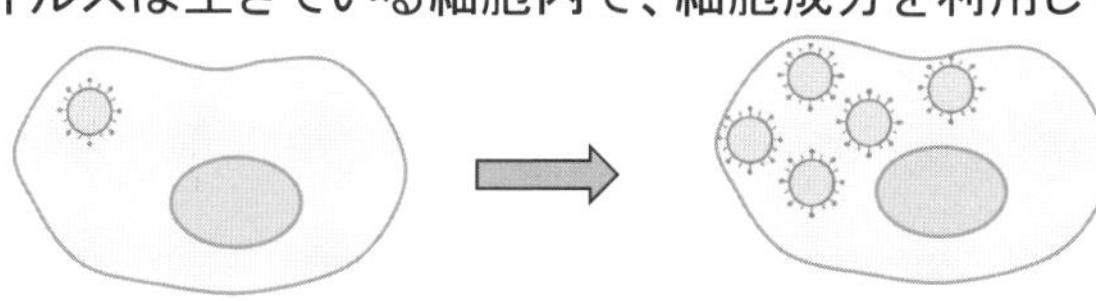

■図－43　細菌とウイルスの増殖（模式図）

は、微生物が利用できる水分の量のことを言いますが、水分活性の値が1Awになると、ほぼ水と考えていい状態で、0は、もう干からびてまったく水分がない状態です。水分活性0・92以上が適していることになります。ただし、例外もあります。

次に、好気的条件（酸素がある条件）で増えやすいものもあれば、嫌気的条件（酸素がほとんど無い条件）で増えやすい、あるいはそれとは無関係に増える菌、いろいろなタイプがあります。

酸素があると増殖できない菌を偏性嫌気性菌、酸素が大気中よりも少ない条件下で増殖しやすい菌を微好気性菌、酸素の有無にかかわらず増殖できる菌を通性嫌気性菌とそれぞれよんでいます。

これらの増殖できる条件を逆手にとれば、増殖を防ぐことができます。例えば温度だと、ある程度低温にするか、それとも高温で保存するかという選択肢です。

ただし、増殖ができなくても生き残ることができる場合もあります。どういう場合かというと、低温です。冷凍すると、増殖はできないけれども、多くの細菌は生き残ることができます。ですから、冷凍した状態から常温に戻した食品の場合に、生き残っていた細菌がどんどん増殖することがよくありますから注意が必要です。

- ■ 栄養素が必要
- ■ 温度: 5～45℃、とくに 30～40 ℃で増殖しやすい
  ただし, さらに低温で増殖できる菌もある
- ■ pH: 4.4～11.0、最適 pH: 6.0～8.0、水分活性 (Aw): 0.92以上
  ただし、例外もある
- ■ 好気的条件で、嫌気的条件で、または、それとは無関係に
  （偏性嫌気性菌、微好気性菌、通性嫌気性菌）

↓

逆手に取れば増殖を防ぐことができる

ただし、増殖不可でも生残できる場合もある！

■図－44　細菌が増殖できる条件

●――「ふやさない」――③水分活性（Aw）とは？

食中毒細菌の増殖条件の中で、水分活性についてもう少し詳しくふれておきたいと思います。

水分活性とは、微生物が利用できる食品中の水分量をあらわす単位のことで、その値は0～1の範囲で示されます。食品ごとの数値で示すと例えば、アジの開きでは0・96、辛口の塩サケは0・88、からからの煮干しだと0・58になります。ただし、塩分濃度とか乾燥の度合いによって、同じアジの開きでも、けっこう生乾きっぽいものと、からからにかなり乾燥したものがあるので、この値にはかなり開きがあります。細菌が増殖しやすいのは0・92以上ですが、中にはもうちょっと低いところで増殖できる菌もあります。一番低くて増殖しやすい食中毒細菌は、黄色ブドウ球菌です。

●――「ふやさない」――④食中毒細菌の増殖はどのように起こるのか

増殖は、一つが二つに分かれて、二つが四つに分かれてという形で分裂していくことによって起こります。縦軸に菌数を、横軸に時間をプロットしたグラフをイメージしてみてください。ここで、温度条件がヒトの

微生物が利用できる食品中の水分量を表す単位
水分活性は、0～1.0の範囲

食品名	Aw値
生鮮野菜・生肉・生魚	0.99～
アジの開き	0.96
塩サケ（辛口）	0.88
イカの塩辛	0.80
干しエビ	0.64
煮干	0.58

同じ種類の食品でも、塩分濃度や乾燥程度の違いなどにより、製品によって異なる

■図－45　食品ごとの水分活性値（Aw 値）の例

体温に近づくにしたがって増殖速度の立ち上がりが急激になります。温度が低いと、グラフの線は寝たままですが、温度の上昇とともに増殖速度が速くなっていくという形をとります。

我々が実験室で細菌を増やしてから実験をする場合、一番細菌にとって増殖するのに都合のいい条件で増殖させることが多いわけですが、液体の中に入れ35℃で増殖させますと、ml当たり10の８乗（１億個）とか10の９乗ぐらいになります。それを超える菌数にはならないのは、周りが細菌だらけになってきて、液体の中の栄養成分が利用できなくなるからで、それに、細菌の老廃物もあって10の９乗ちょっとくらいまでしか増殖することができません。

ですから、食品でももし液体であれば、１ml当たり10の７乗とか10の８乗ぐらいまでには増殖することがあります。

それから、食中毒細菌から少し話がはなれますけれども、ヒトの腸管の中にはいろいろな健康にいい菌もあれば、悪い菌も存在します。それがどのくらいかというと、糞便グラム当たりにすると、菌の種類によって違いますが、多い菌だと、１g当たり10の９乗ぐらい存在します。あるいは10の10乗まで存在していることもあろうかと思います。

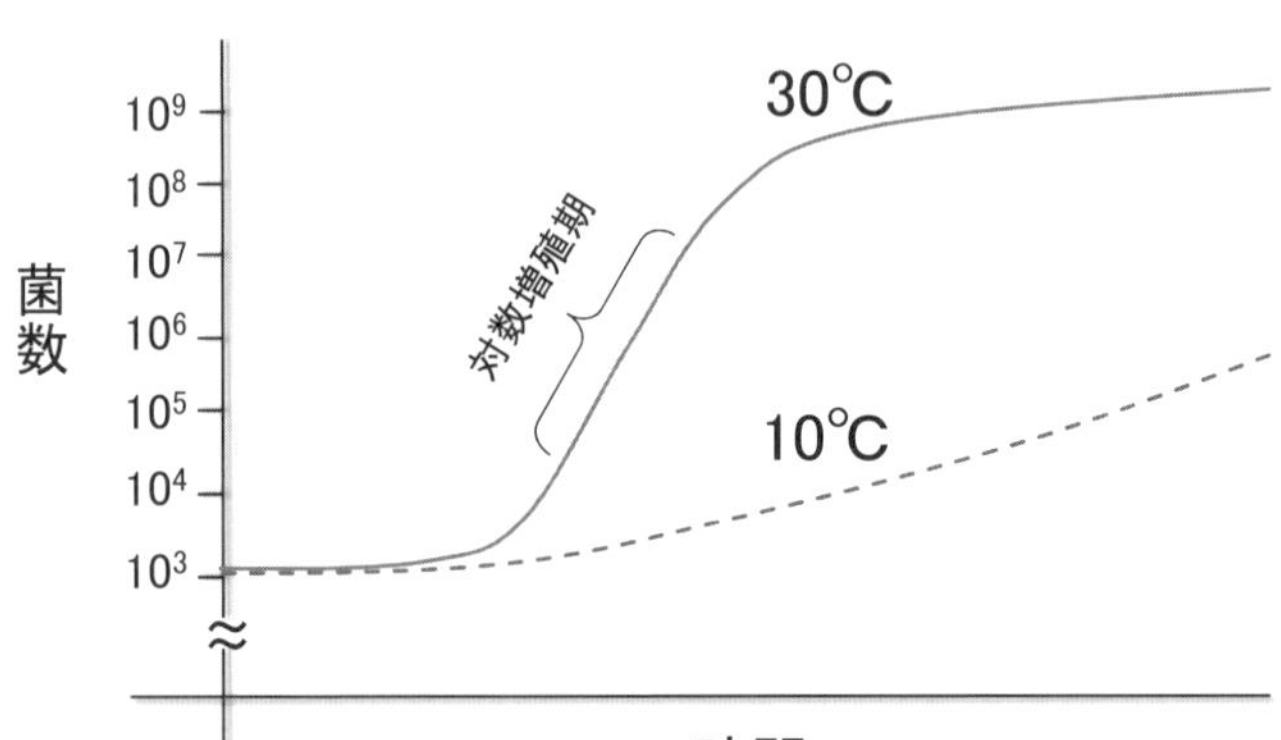
30℃
10℃
対数増殖期
菌数
10^9
10^8
10^7
10^6
10^5
10^4
10^3
≈
時間

■図－46　細菌の増殖曲線（模式図）

●──「ふやさない」──⑤食中毒細菌の増殖速度はどのくらいか

食中毒細菌の増殖速度は、至適温度でどのぐらいかということは、一つの細菌が二つに分裂するのに要する時間で示されます。

腸管出血性大腸菌やサルモネラ属菌は、0・3時間かかります。つまり、1時間に3回は分裂できるのです。一番速いのは腸炎ビブリオという菌で、これは非常に分裂速度が速く増殖速度が大きいのですけれども、0・15時間で1回、つまり1時間に6回ぐらい分裂することができます。条件がよければ、1個の細胞が1時間で64個に増殖できることになります。

●──「ふやさない」──⑥ボツリヌス菌などの芽胞形成菌は加熱では死滅しないことがある

ここで、頭の中へ入れておいていただきたいのは、細菌の中には芽胞をつくる菌があるということです。それを芽胞形成菌と言います。ボツリヌス菌とかウエルシュ菌とかセレウス菌のような種類の菌がそれです。

芽胞とは何なのかというと、これらの菌は増殖に適した条件に置かれると、増殖型と言って、どんどん増殖していきますが、増殖しがたい、つまり貧しい栄養条件とか厳しい温度条件、気象条件にさらされると、

菌種	至適温度(℃)	時間/分裂※
腸管出血性大腸菌	37	0.30
サルモネラ属菌	40	0.30
腸炎ビブリオ	37	0.15
カンピロバクター	42	0.80
黄色ブドウ球菌	37	0.39

※ひとつの菌が1回分裂するために必要な時間

■図－47　主な食中毒細菌の分裂速度（例）

芽胞というものを形成します。この中で細胞は生きているけれども、増殖はしないという状態になります。芽胞は、殻のような膜に被われた構造になっていて外界の環境変化に対して非常に強い状態を保持しています。ですから、例えばボツリヌス菌やセレウス菌は、土壌が最も住み心地がよく、汚染源になるのですが、土壌の条件が悪くなれば、そこで芽胞の状態で長期間死滅もしないで、増殖もしないで、ずっと生き続けているという形態をとります。そして、環境がいったん増殖に適した条件にさらされると、増殖型の菌に変化してどんどん増殖していくのです。

また、芽胞は一般に非常に環境ストレスに強いですから、少々の加熱では死滅しないことがあるので、注意が必要です。

●—「ふやさない」—⑦毒素型食中毒菌には熱に弱いものと強いものがある

毒素型食中毒菌についてはもう一つ、そのつくられる毒素についての知識がどうしても必要です。

ボツリヌス菌の芽胞は熱に極めて強く、また増殖してつくられた毒素は非常に毒性の強い致死率の高いものですが、毒素自体は熱に弱いのです。ですから、ボツリヌス菌が仮に増えて、毒素がたくさんつくられて

芽胞は長期間生残し、加熱や乾燥などに強い。
芽胞によっては、加熱では死滅しないことがあるので、要注意！

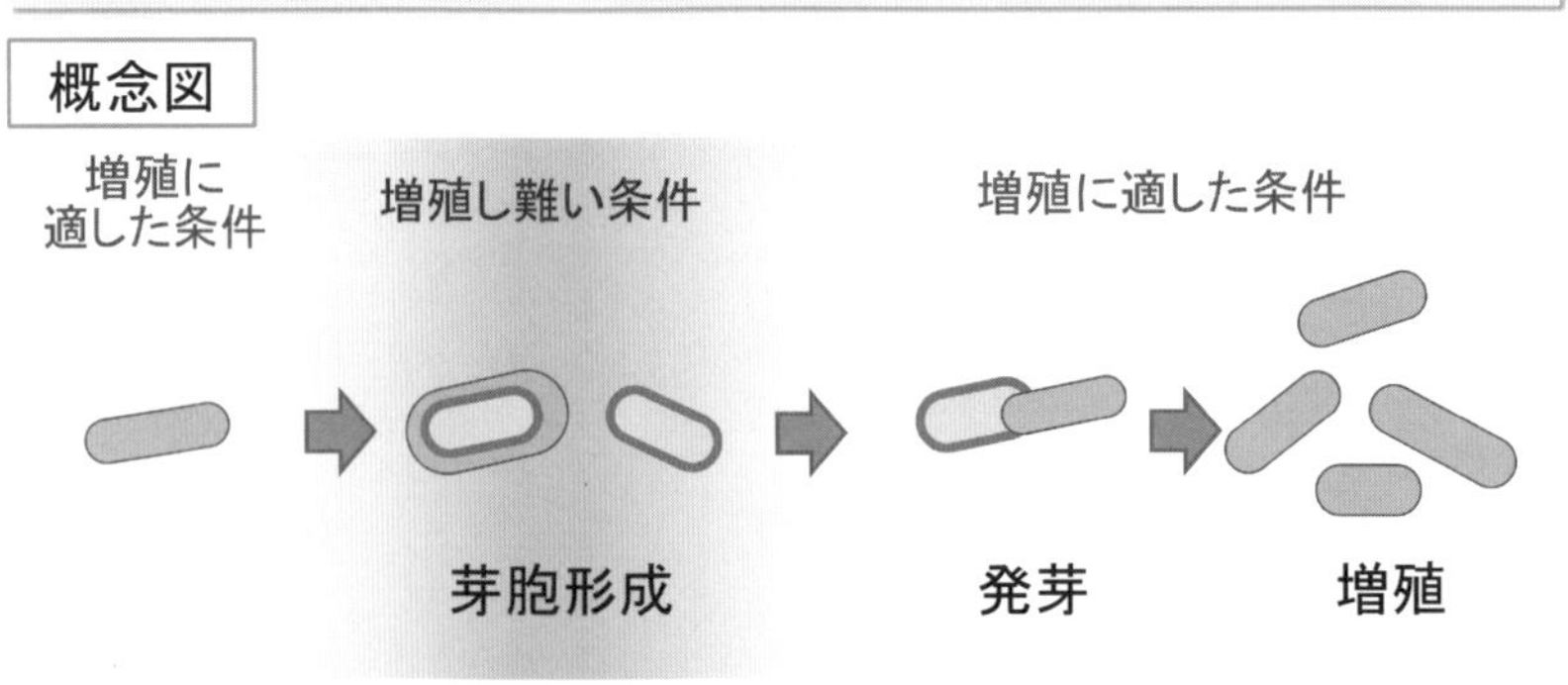

概念図
増殖に
適した条件
増殖し難い条件
増殖に適した条件
芽胞形成
発芽
増殖

■図－48　芽胞の形成と増殖（模式図）

も、しっかり加熱すれば、毒性はかなり弱めることができます。

それに対して黄色ブドウ球菌とかセレウス菌の毒素は、いったんつくられると、耐熱性で通常の調理加熱温度では失活させることができません。以前に、粉乳を原因とした黄色ブドウ球菌食中毒が発生しましたが、これは、生乳を加熱殺菌する前に毒素がつくられ、加熱殺菌した後も毒素がずっと残っていて、それで食中毒を起こしたという事例です。

耐熱性の毒素では加熱殺菌した後にも食中毒を引き起こすことがあるということは、重要なことなので頭の中に入れておいてください。

●—「やっつける」—①D値は殺菌条件を決めるために使う

ここまでは、食中毒菌を増やさないことをテーマとしてきましたが、ここからは「やっつける」について説明します。

「やっつける」、要するに殺菌するということですが、いろいろな缶詰やレトルト食品などは殺菌条件が法的に決められています。

どうやって決めるかというと、実験的に殺菌してみて、何時間たったらどの程度菌数を下げることができるかというデータをもとにしています。殺菌実験のデータをもとにグラフを作成し、菌数を10分の1に減少するために必要な時間をもとめます。これがD値とよばれるもので、通常使われる概念です。その他の概念も使われますが、これが一番基本的な概念ですので、ちょっと詳しく説明しておきます。

図―49では、ある食品を加熱すると、菌数が10の6乗からどんどん減っていくことを示しています。10の3乗から10の2乗まで、つまり1桁落とすということは菌数を10分の1に減らすことになり、これに必要な時間をD値と言います。D値が大きければ大きいほど菌数が減少しにくいわけで、つまりその菌は耐熱性、熱に強いという表現をすることができます。

主な菌のD値を表に示しました。加熱温度によってD値は当然変わってきます。ですから、同じ菌でも、例えば温度が比較的低いと図中の右側の直線のようになりますが、温度がもうちょっと高くなると死にやすくなるので、左側の直線のように傾きが急になります。

●―「やっつける」―②加熱殺菌の基準はこのようになっている

こうしてD値を利用するのですが、その他の概念も利用しながら算出したデータに基づいて決めた殺菌条件というものがあります。

牛乳の場合、63℃で30分間加熱殺菌、あるいはこれと同等以上の効果を有する方法で加熱殺菌することと決められています。牛乳の場合は、Q熱病原体という病原体があって、この菌が生乳に入ってくることが非

D値＝菌数を1/10に減少するために必要な時間

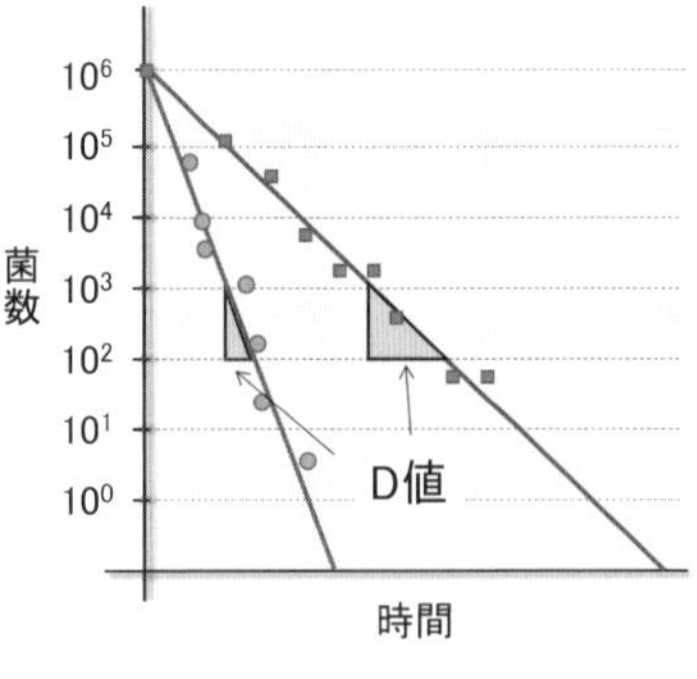

10^6
10^5
10^4
10^3
10^2
10^1
10^0
菌数
D値
時間

菌種	温度（℃）	D値（分）
腸管出血性大腸菌	65	0.14
サルモネラ属菌	65	0.5-1.5
腸炎ビブリオ	53	1.2-3.5
カンピロバクター	65	0.22
黄色ブドウ球菌	60	0.6-5.3
ボツリヌス菌A芽胞	121	0.06-0.23

食品の組成、AwやpHによって値が変わるので、表中の値は、目安としての値。

■図－49　D値（殺菌条件を決めるために使う数値）

常にまれにあり、しかも生乳の中に入ってくることがある病原菌の中では最も熱に強い菌なので、その菌がどのぐらいで10の何乗個の菌が死滅するかというデータをもとめることによって殺菌条件を決めてあります。これにより、63℃で30分間加熱殺菌すると、十分な菌数を死滅させることができることが分かりましたので、これが条件になっています。

その他の食品についても同じように加熱条件が決められています。pHによっては、仮に菌が生き残っていたとしても増えることができませんが、大多数の食中毒細菌については、それがおよそpH４・０未満という条件になります。このことを利用している食品のうち代表的な食品が缶詰で、中心部の温度が１２０℃で４分間加熱という厳しい殺菌条件が基準となっています。ただし、それは缶詰の内容物のpHが４・６より高い場合に適用される条件です。缶詰の内容物は、酸素の無い嫌気的な条件に長期間おかれますが、内容物中に偏性嫌気性菌であるボツリヌス菌の芽胞が紛れ込んでしまった場合、pH４・６より高い条件下ではその菌が増殖してしまいますので、その芽胞を十分に死滅させることのできる温度である１２０℃で４分間という条件を課すことにしています。これは、ボツリヌス菌の芽胞が紛れ込むことが、実際にあったことを踏まえてつくられた基準です。

このようにして加熱殺菌の基準が定められています。

■ 牛乳

63℃で30分間加熱殺菌、またはこれと同等以上の殺菌効果を有する方法※で加熱殺菌すること

※参考

低温保持殺菌法（LTLT）	63～65℃、30分間
高温短時間殺菌法（HTST）	72℃以上、15秒間以上
超高温殺菌法（UHT）	120～150℃、1～3秒

■ 容器包装詰加圧加熱殺菌食品（レトルト食品等）

pH＞4.6 Aw＞0.94	120℃4分間加熱、または同等以上の効力を有する方法

■ 清涼飲料

pH＜4.0	65℃10分間加熱、または同等以上の効力を有する方法
pH4.0～4.6	85℃30分間加熱、または同等以上の効力を有する方法

■図－50　食中毒細菌を制御するための加熱殺菌の基準

4 「つけない」、「ふやさない」、「やっつける」を生産から消費までの各段階でどう実現するか

●──最も欲しいのは微生物学的リスク評価

「つけない」、「ふやさない」、「やっつける」という三原則を口で言うのは簡単だけれども、これを食品の生産から消費までの段階でどのように取り入れていくのかということになるとけっこう難しい問題になります。

そのときに欲しいのは、リスク評価です。例えば、流通販売の過程で菌の増殖を低減する対策の効果を推定したいというときに、リスク評価を使います。流通販売の段階で常温流通を低温流通にするとか、改善を施して現状よりも増殖を減らした場合に、最終的にできあがった食品を食べてどれだけリスクを、具体的には食中毒の患者をどれだけ減らすことができるかを推定する作業が微生物学的リスク評価の目標となります。

ですから、流通販売だけでなくて、製造加工の段階で汚染させないような技術を開発して、それを取り入れた場合にどのぐらい減るかということも、リスク評価の対象になります。

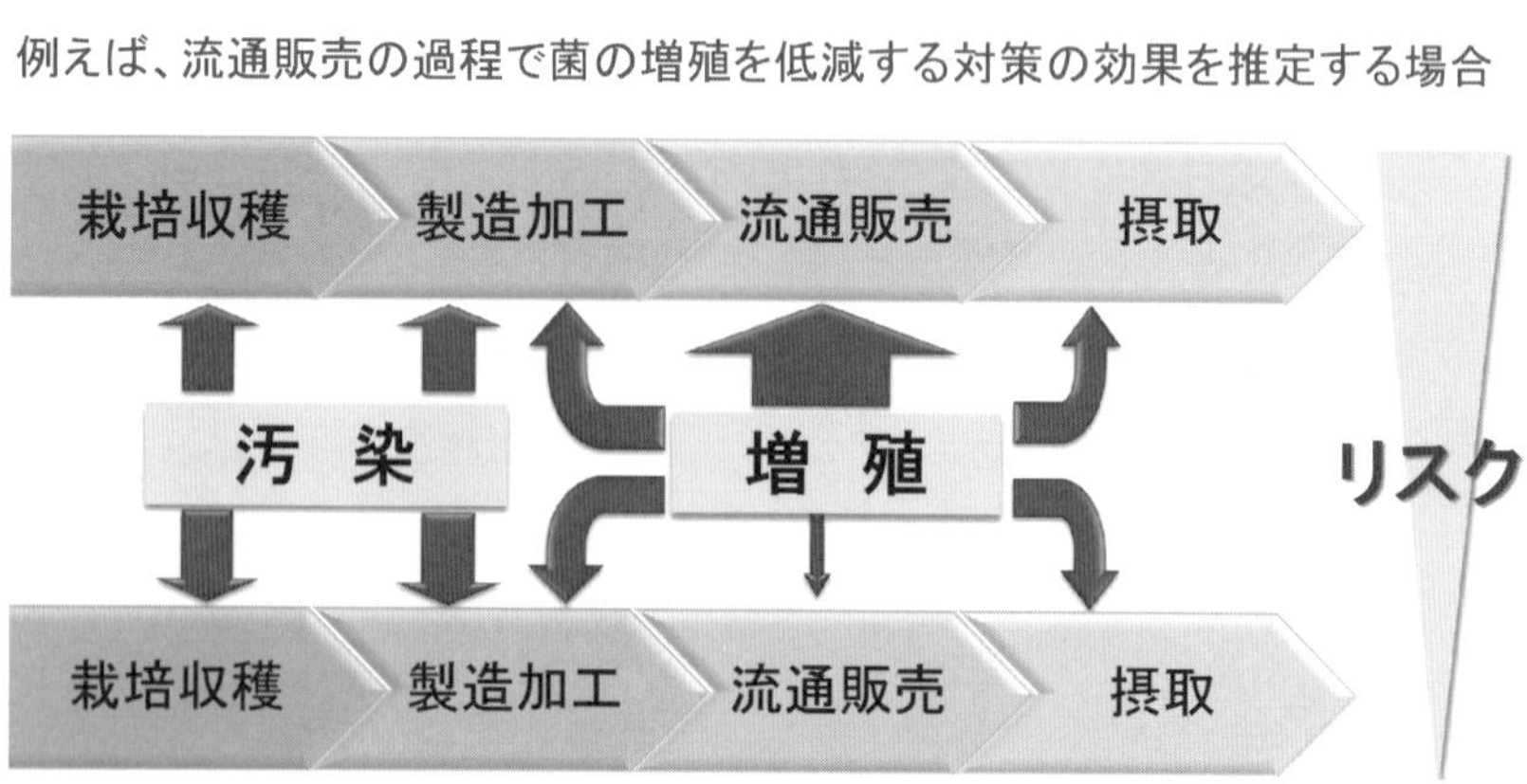

例えば、流通販売の過程で菌の増殖を低減する対策の効果を推定する場合
栽培収穫
製造加工
流通販売
摂取
汚染
増殖
栽培収穫
製造加工
流通販売
摂取
リスク

■図－51　微生物学的リスク評価（模式図）

コラム

ノロウイルスの消毒方法で塩素消毒以外に有効な方法はあるの？

吐物や糞便の場合は、それを何らかの手段で拭きとって、その拭きとったものは、それこそ２０００ｐｐｍの次亜塩素酸ナトリウムで消毒すればいいと思いますが、拭きとった後の床等をどうすればいいかという問題だと思います。塩素を使わない方法で確実な方法をあげるとすれば、熱で死滅させることですね。それには、もしあればスチームクリーナーを活用できると思います。もちろん熱に弱い材質のところには使えません。さらにそれ以外の手段を使うのならば、塩素とか熱より効果は悪いかもしれないけれども、プロパノールと、タンパクを変性させるときに試薬として使われるＳＤＳと、水酸化ナトリウムなどを配合したものが、次善の策としてはあげられるのではないでしょうか。ただし、これらの薬剤の取り扱いは危険が伴うので、配合には専門知識が必要です。もうちょっと効果は悪いけれども、炭酸ナトリウムのようなものもあります。それから、過酸化水素（H_2O_2）といったものもあげられます。ただ、効果は高濃度の塩素とか熱処理よりは間違いなく落ちます。

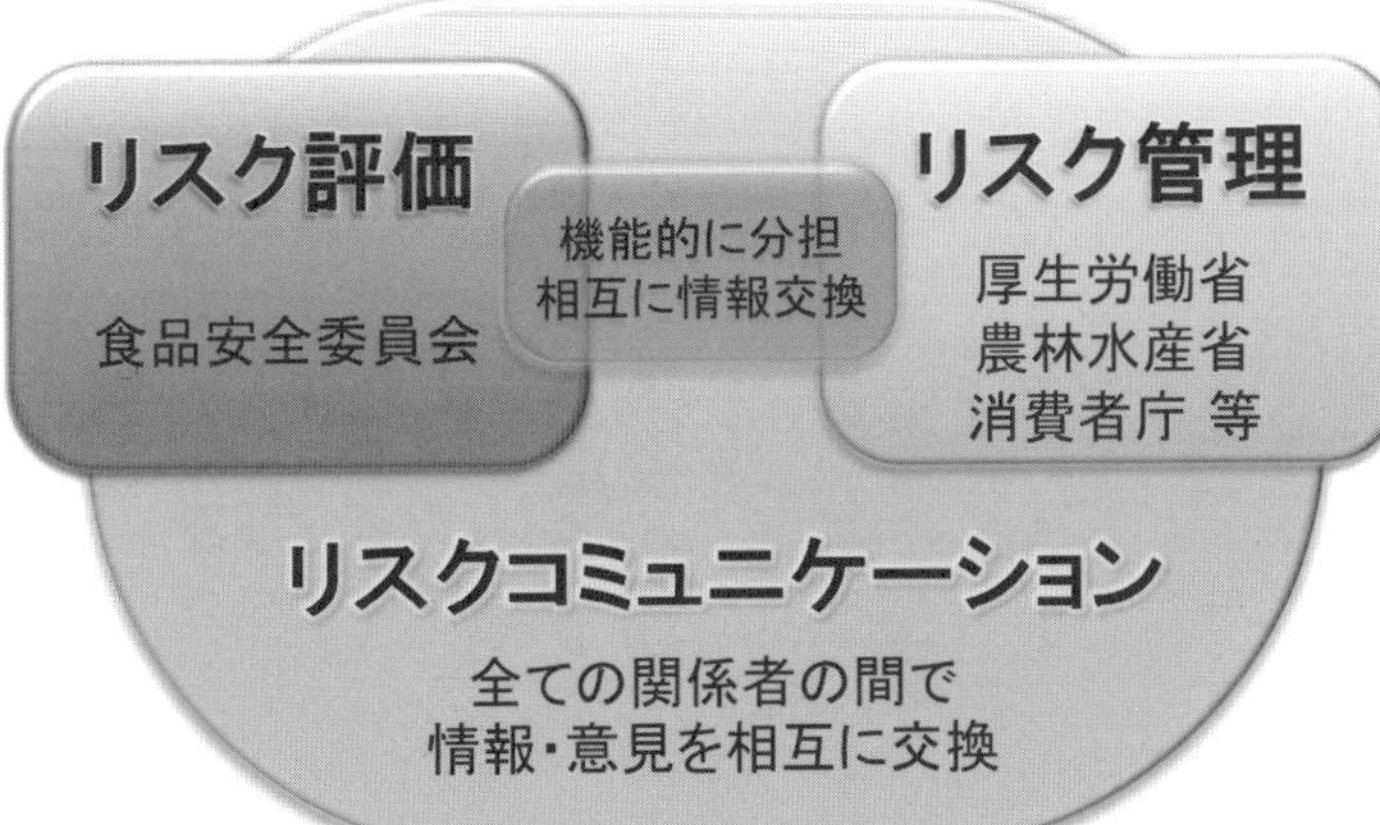

リスク評価
食品安全委員会
機能的に分担
相互に情報交換
リスク管理
厚生労働省
農林水産省
消費者庁 等
リスクコミュニケーション
全ての関係者の間で
情報・意見を相互に交換

■図－52　リスク分析（模式図）

第5章

実は食べている？
～自然界のメチル水銀～

佐藤 洋

はじめに

私は、さまざまな環境の問題、環境と健康の問題について大学で研究していたときに、食べるということは環境を内在化することだと言ってきました。要するに、食べることによって環境を取り込むわけです。その環境とは、もちろん、栄養素もありますが、汚染物質やその他のものもあって、それらをひっくるめて取り込んで、ヒトも動物も、生き物は生きている。第５章ではそういったところを原点にして話を進めたいと思います。

もう一つ、２０１３（平成25）年の10月上旬に水俣で、水銀に関する国際的な条約（水俣条約）が採択され、石原環境大臣が議長で最後を締めました。今回の水銀の話は、その意味では時宜を得たものと思っております。

1　水銀とは何か

●—水銀とは常温で液体の金属である

まず、水銀とは何かということから始めます。ただ水銀というよび方だけではなく、よく有機水銀、無機水銀と言われることもありますが、それらの違いとか、あるいは毒性がどうなのかなどについて知りたいという方がけっこう多いのではないかと思います。

もともと水銀は、金属です。化学式で書けばHgと表され、常温で液体の金属です。図—53で鉄製のボルトが浮いていることからも分かるように、水と同じように液体ですが、比重はとても大きいです。このような金属は非常に珍しいのですが、実は、水銀だけかというと、そうではなく、ちょっと融点は高いけれども、セシウムも同じです。原子力発電所の事故などでいろいろ問題になっているセシウムも30℃ぐらいで液体になります。それからルビジウムももうちょっと高い温度で液体になってしまいます。金属というと、普通は非常に硬いものだと思うでしょうが、金属水銀をはじめいくつかの金属は、比較的融点が低く、液体になることがあります。

●—「不思議の国のアリス」の帽子屋さんは水銀中毒

水銀は常温で液体状の金属ですから、蒸発もしやすいのです。金属水銀からは水銀蒸気というものが発生し、これを吸い込むと中毒を起こすことがあります。

「不思議の国のアリス」という本を読んだことがある人も多いと思いますが、その物語にはすぐ怒る帽子屋さんが出てきます。そのすぐ怒る帽子屋さん、実は水銀中毒、もう少し正確にいうと水銀蒸気の中毒だと思われます。どうしてそうなったかというと、昔、イギリス紳士がかぶる帽子はフェルトでできていて、そのフェルトを柔らかくして加工するときに、水銀が入った液体につけて、それを帽子の型にはめて圧力と熱をかけて帽子の形をつくっていたらしいのです。熱をかけるものですから、水銀の化合物から水銀蒸気が出てくるわけです。帽子屋さんはそれを頻繁に吸っているものだから、水銀蒸気中毒になってしまったと思われます。

水銀蒸気中毒になると、いろいろな症状が出てきます。手の震えとか、すぐ怒りやすくなるというか精神が不安定になる。すぐ怒りやすくなって、人に何か言われるとかっとなる。そういう人は今でもたくさんいるみたいですが、水銀中毒でそのようになった人の1人が、あの帽子屋さんでした。

●―無機水銀化合物にも毒性がある

水銀は自然界に存在しています。図―53の中央上段の写真は北海道大雪山系の北見側にあるイトムカ鉱山で産出した硫化水銀鉱石です。水銀と硫黄が結合した化合物で別名を、その色からとって「朱（しゅ）」とも言われます。

最近は、印鑑を押すのもずいぶん便利になって、ただポンと押すだけで捺印できるようになっていますが、昔は朱肉を使いました。今では朱肉にはいろいろな顔料を使っていますが、もともとは、硫化水銀を細かく砕いて、それを朱肉に使っていました。

この硫化水銀は、インドの伝統的な医学、アーユルベーダでは、薬として使われていました。中国でもそうだったらしいのですが、これを細かくして飲んだということです。実は、この硫化水銀はほとんど水に溶けないので吸収されません。

硫化水銀のように、水銀と炭素が直接くっついた部分が無いものを、無機水銀化合物とよんでいます。無機水銀化合物の中で代表的な毒性を持つものとして、水銀に塩素がついた塩化第二水銀、いわゆる昇汞（しょうこう）というものがあります。

たぶん、若い方は知らないと思いますが、昔、トイレの手洗いにクレゾールがありましたが、それとともにトイレの殺菌に昇汞を使っていました。殺菌に使うぐらいですから毒性があるわけです。

●——メチル水銀は有機水銀化合物で毒性が高い

もう一つ、水銀に炭素の原子がくっついた有機水銀化合物というも

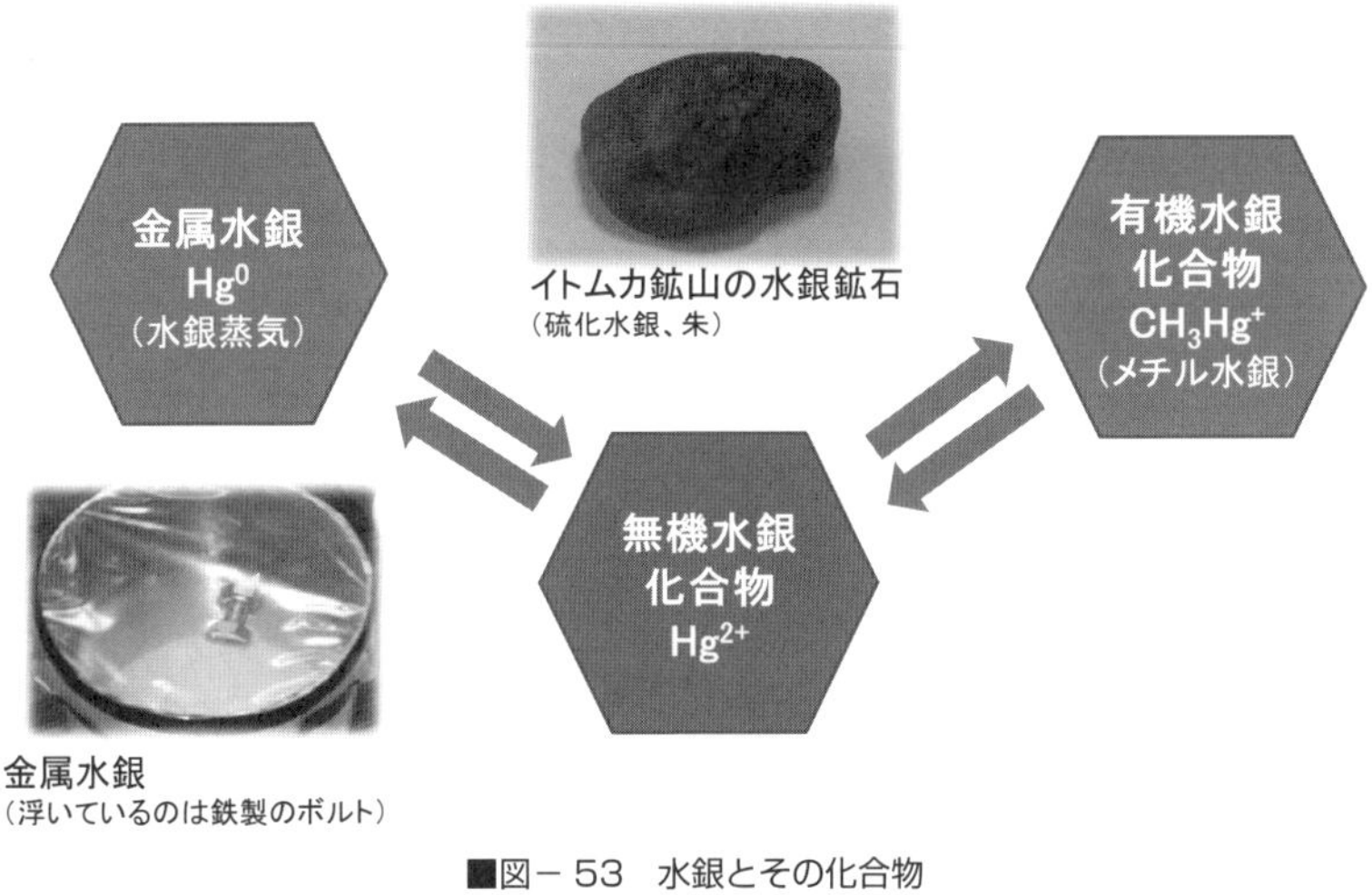

金属水銀
Hg^0
（水銀蒸気）
イトムカ鉱山の水銀鉱石
（硫化水銀、朱）
有機水銀
化合物
CH_3Hg^+
（メチル水銀）
無機水銀
化合物
Hg^{2+}
金属水銀
（浮いているのは鉄製のボルト）

■図－53　水銀とその化合物

のがあります。メチル水銀が代表で、化学式は簡単で、炭素と水素の分子であるメチル基が水銀にくっついたものです。他にフェニル水銀というものもあります。これは昔、農薬として使われていたもので、わりあい簡単に壊れて無機水銀になってしまいます。

有機水銀化合物として重要なものに、メチル水銀とならんで、エチル水銀というものがあります。これも消毒薬として使われていました。これらを炭鎖アルキル水銀とまとめてよんでいますが、環境中でのでき方や毒性を考えるとメチル水銀が最も重要だと考えていいかと思います。

●—有機水銀と無機水銀のどちらが毒性は高いのか

有機水銀と無機水銀の毒性について関心のある人は、どちらの毒性が高いのかと考えているかもしれませんが、どちらだというのはなかなか難しいのです。

メチル水銀は体内に入っていくと、ほとんど吸収されてしまいます。ヒトや動物の体にはいろいろ膜とかバリアというものがありますが、メチル水銀はそれをどんどん簡単に超えてしまいます。その意味では、さまざまな体内の組織、例えば大事な脳の神経細胞にも入っていってしまうことを考えると、メチル水銀の方が毒性は高いと言えます。

無機水銀化合物は、有機水銀化合物のメチル水銀に比べると、口から取ったときの吸収率は非常に低いのです。それから、細胞の中に入るとか、生体の中のバリアや膜を超えるのもわりと難しいのです。でも、いったん細胞の中に入ってしまうと、無機水銀化合物のほうが毒性は高いのです。

だから、有害な作用を及ぼすという点からみると、毒性そのものは強いけれども、有害性を発揮する細胞の中までなかなか入っていかないので、無機水銀はそんなに毒性は高くないのです。

硫化水銀は、吸収されないという性質がありますから、結局、毒性はほとんど出てきません。それが、昔にどうして薬だと感じたのかはよく分かりません。たぶん、朱から液体状の金属がとれるということを昔の人も知っていて、その化学変化の大きさに何か非常にパワーがあると考えて、薬として使えるのではないかと思ったのかもしれません。

コラム 無機水銀は食べても大丈夫?

無機水銀といっても、無機水銀化合物ではなくて、金属水銀の場合食べても大丈夫ですが、蒸気を吸うと中毒になります。例えば、以前使っていた、金属水銀を使った体温計を、人によっては口の中で体温を測る人もいたかと思いますけれども、ガリッと噛んで飲んでしまった場合、あの中には、多分1gぐらいの水銀が入っていますが、それは金属水銀のまま粒子状になって3日もたてば排泄されてしまいます。ですから心配することはありません。ただ、その体温計を壊して水銀が散らばってしまうと蒸気が発生するので、それを吸い込んだときのほうが健康の心配をするべきだろうと思います。

ただ、無機水銀化合物で水に溶けるようなものを飲み込むのは、これはまた別な話です。

2　水保病とイラクの水銀中毒

●—水保病はメチル水銀による中枢神経系疾患

メチル水銀というと、どうしても水保病が思い出されます。メチル水銀を摂取することによって中枢神経系、簡単に言いますと、大脳や小脳の神経細胞が死んでしまうような状態が水保病、特に劇症の水保病だったわけです。

水銀にメチル基がくっついていて、その反対に塩素がくっついているものを塩化メチル水銀（図—54）と言い、メチル水銀の一種です。塩素の部分は毒性とはあまり関係なく、メチル基と水銀の部分が重要で、この物質が体の中に入って脳まで行って神経細胞を殺してしまうことによって水保病、特に重症の水保病は起こったのです。

水保病の症状にはいろいろあって、手が震える振戦とか、さらに特徴的なのは求心性視野狭窄です。ヒトはかなり広い視野を持っていて、自分が今見ている以外のところでも、何か動いたりすればちらちらしたの

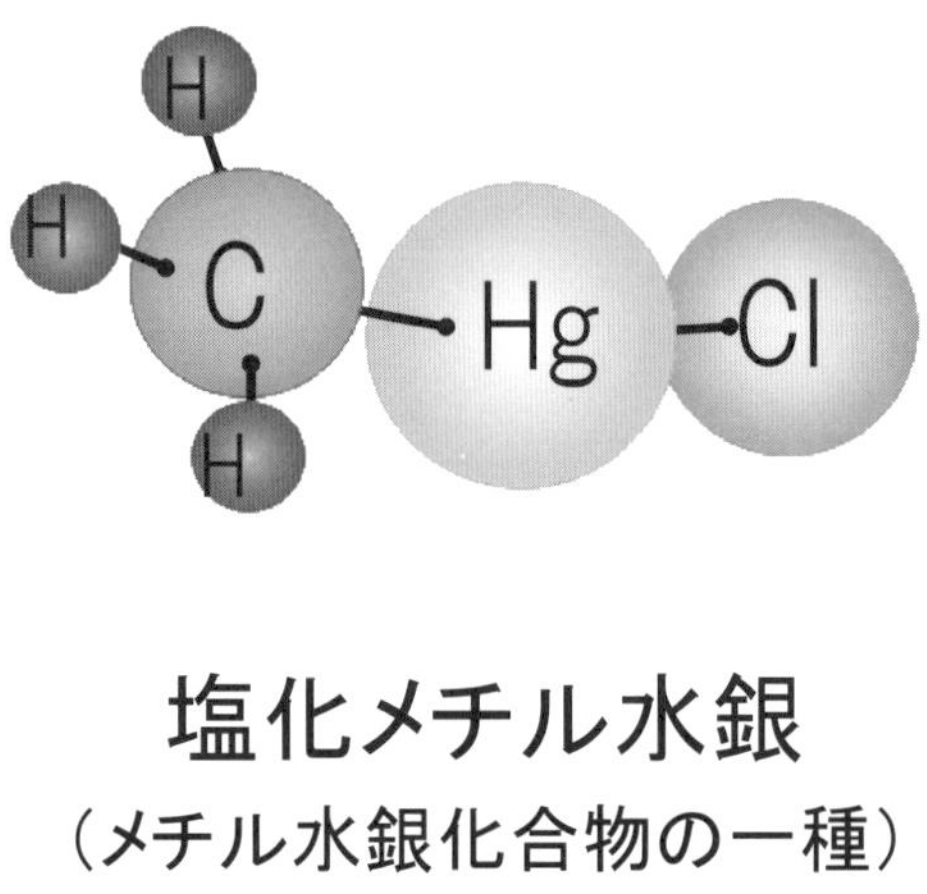
H
H
C
H
Hg
Cl
塩化メチル水銀
（メチル水銀化合物の一種）

■図－54　メチル水銀化合物

が分かります。それが分からなくなって、要するに、倍率のない双眼鏡を通して見ているような視野になってしまいます。他にも感覚障害や運動失調等いろいろな症状が起こりました。

●――アセトアルデヒドをつくる水銀の触媒が原因

水俣でなぜそんなことが起きたのかというと、水俣に大きな化学工場があり、そこでアセチレンからアセトアルデヒドという物質をつくっていました。このアセトアルデヒドというのは、化学工業の原材料としては非常に基本的なものです。この会社は戦前から日本の化学工業の中心的存在でした。特に戦後日本の再建時は水銀の触媒を使ってアセトアルデヒドをたくさんつくりました。

触媒というのは、私たちが学校の理科で、「自分は変化しないが、化学反応を促進させるもの」と習いました。確かに化学実験ではそうなるのですが、実際に工場でアセチレンからアセトアルデヒドをつくる場合には、実はいろいろな不純物が混じっていて、非常にたくさんの反応が起きているらしく、その副反応のおかげで水銀触媒は、自分が変化してメチル水銀になった部分が一部あるわけです。触媒だから、本来的には変化しないはずなのに、自分も変化するような化学反応が起きてしまい、それが排水と一緒に海に流れてしまう。海に流れ込めば希釈されてしまうと思いがちです。確かにそうですが、実は、海に流れ込んだメチル水銀は生態系、自然の中で特異な動きをすることになるのです。

――メチル水銀の生物濃縮

まず、プランクトンを考えてください。そのプランクトンを小さい魚がエサにします。その小さい魚は、それよりちょっと大きい魚に食べられるわけです。ちょっと大きい魚は、さらに大きな魚に食べられるという食物連鎖が自然界の中にはあります。要するに、食う、食われるの関係です。

そのような食物連鎖の中において、メチル水銀は生物濃縮されてしまいます。生物濃縮とは、要するに、食物連鎖の段階が上がるごとに食べた物の中の有害物の濃度が上がっていくことを言います。人が食べる魚介類には、海にある水銀の濃度と比べてみると、100万倍ぐらいの濃縮が起こるわけです。ですから、海水のメチル水銀の濃度がいくら低くても、人が食べるような魚にはppm（parts per million、0.0001%）オーダー、あるいはそれよりもっと上のオーダーのメチル水銀がたまることになってしまうわけです。

これは、海の生態系の中における自然の現象ですが、メチル水銀は自然界の中でもあまり分解されずに残っています。それから魚介類、魚類はちょっと特殊で、メチル水銀を排泄する能力を持っていないようなの

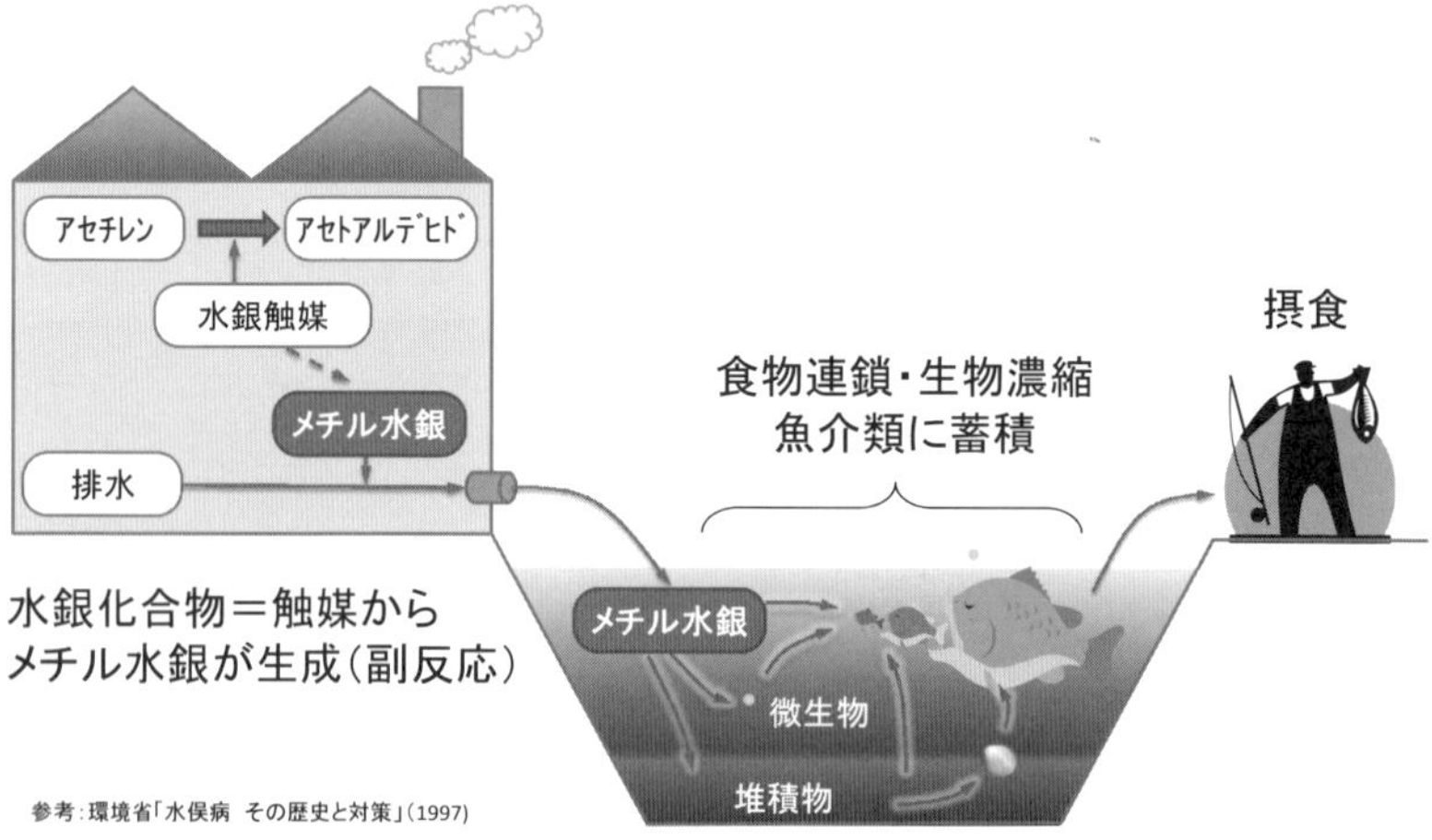
アセチレン
アセトアルデヒド
水銀触媒
メチル水銀
排水
水銀化合物＝触媒から
メチル水銀が生成（副反応）
食物連鎖・生物濃縮
魚介類に蓄積
摂食
メチル水銀
微生物
堆積物
参考：環境省「水俣病　その歴史と対策」(1997)

■図－55　食物連鎖とメチル水銀の生物濃縮

です。ヒトをはじめほ乳類は比較的排泄しやすいけれども、それとは違うということになります。その結果、どんどん食物連鎖の段階が上がるごとに魚のメチル水銀の濃度が上昇していってしまうことになり、人が食べる魚には、中毒を起こすのに十分な量のメチル水銀が蓄積されていたことになるわけです。

水俣の漁師さんたちは、自分たちの目の前の海で取った魚をたくさん食べられたようで、そのことによってメチル水銀をたくさん取り水俣病が起きてしまったことになります。

●――胎児の脳に悪影響を及ぼした胎児性水俣病

メチル水銀の中毒は、大人にも起こったのですが、実は胎児にも影響していました。お母さんがメチル水銀を含んだ魚を食べます。そうすると、非常によく吸収されて、お母さんの体中を駆けめぐります。お母さんの脳にも行きますし、妊娠したお母さんだと、胎盤を通して赤ちゃんにも行ってしまう、こういうことが起こったわけです。メチル水銀は、体の中でいろいろなところにあるバリアとか膜とかを超えていってしまうので、胎盤関門とよばれるバリアがあっても、それを超えてしまったのです。

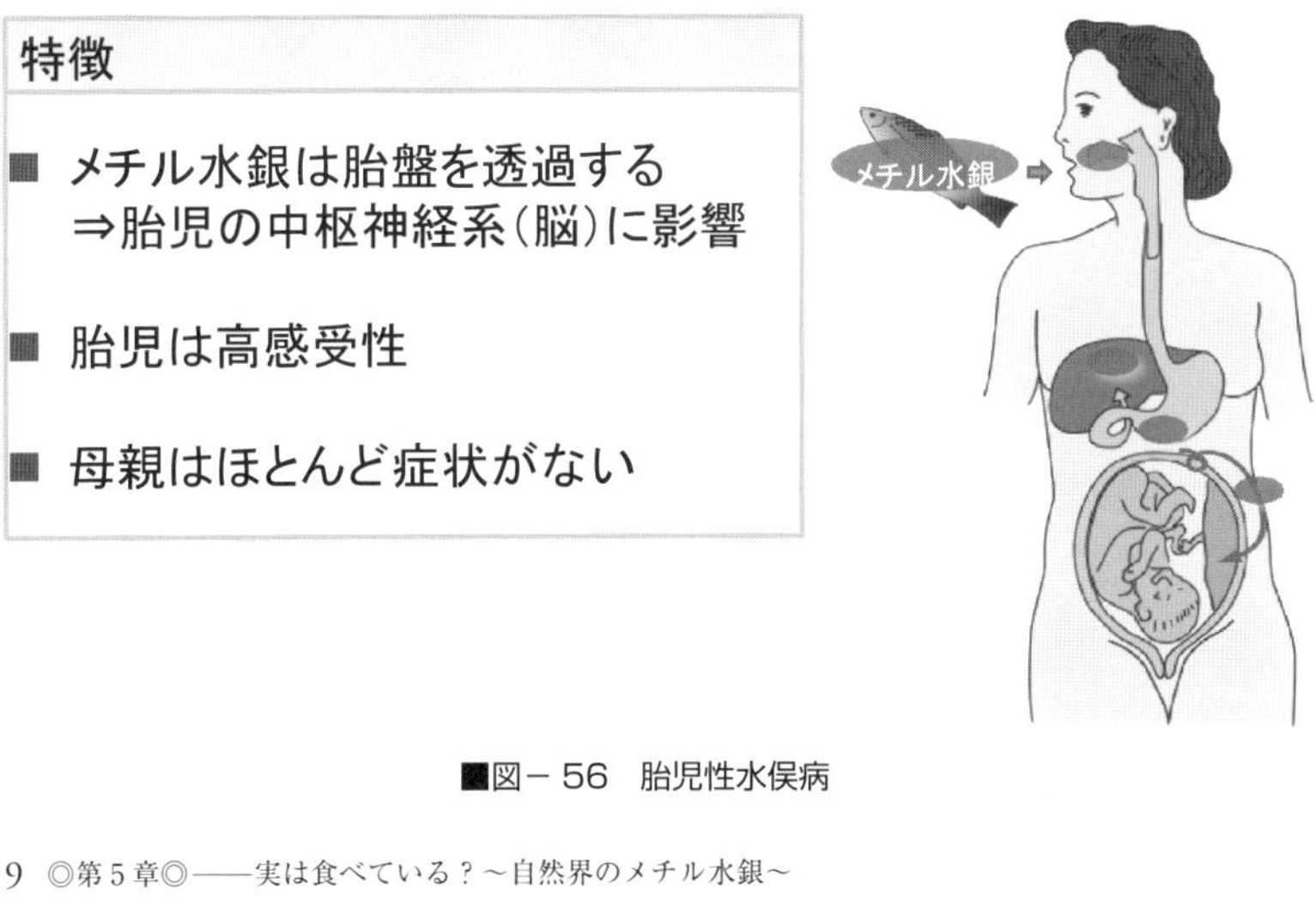

特徴
■ メチル水銀は胎盤を透過する
⇒胎児の中枢神経系（脳）に影響
■ 胎児は高感受性
■ 母親はほとんど症状がない
メチル水銀

■図－56　胎児性水俣病

赤ちゃんは、受精卵1個から60兆もの細胞を持ったヒトの形で生まれてきます。その過程では、非常に外来の刺激に弱い、感受性の高いことが考えられます。赤ちゃんは生まれてきて、普通3カ月もたてば首がすわるとか、6カ月から7カ月たつとお座りができるとか、1年近くなれば歩けるようになって、どんどん発育発達していくわけです。けれども、母親にはほとんど症状がないにもかかわらず、また生まれたときには特に問題ないように思えた赤ちゃんも、その発育発達が非常に悪いお子さんたちが出生しました。これが胎児性の水俣病で、水俣には数十名のそのような患者さんたちがいて、今ではもう60歳近くになられる方々もいらっしゃいます。

ここで重要なのは、母親はほとんど症状がない。妊娠が継続して赤ちゃんを出産できるようなお母さんですから、特に具合が悪くはないわけです。だけど、子どもは生まれてきたときには何ともなさそうだけれども、胎児のときに脳がメチル水銀の影響を受けているため、生まれた後になってだんだん症状が出てくるようなことが起こったわけです。

●――イラクでも起きたメチル水銀中毒

メチル水銀中毒で、集団の中毒というと水俣が有名ですが、実はもっと別な形での中毒がイラクで起こりました。１９７０年代初頭のイラク、ここで飢饉が起こって食べる物がなくなってしまいました。そのために世界各国からいろいろな援助が寄せられました。中には種まき用の小麦を援助した国もありました。

ご承知のように、種はカビがつくと発芽率が非常に落ちてしまいますから、種にはカビよけの処理がしてあることが多いのです。この援助された小麦の中には、メチル水銀でカビよけ処理がされていたものがありました。

メチル水銀は生物に対する毒性が高いので、カビにも使われますし、類似のエチル水銀は水虫の薬として使われていたこともあります。

その小麦もメチル水銀で処理されていたわけですが、直接食べるものではないことが分かるように、つまり種もみであることを示すために赤い色をつけていたということでした。ところが、お腹がすいている人たちは、その種を植えて半年後に小麦をつくって食べるよりも、今、目の前にある小麦を食べたいわけです。それで、その種子を洗ったところ色が落ちたので毒はなくなったと思って、パンを焼いて食べてしまったと言われています。このパンを食べることによって、全体では６５００人以上が中毒を起こして、５００人が中毒死してしまいました。このときも胎児性の患者さんたちが発生しました。

イラクの事例については、すぐメチル水銀が原因だということが分かりましたし、アメリカから研究チームが行っていろいろ調査をしました。特に子どもの発達に影響があるということで、我々の言葉では、「量―影響関係」とか「量―反応関係」と言いますけれども、どれくらいメチル水銀が体の中へ入ってくると、どんなことが起こるのか、これは後で申し上げるリスク評価にとって非常に重要な情報になる

■1971年、カビの発生防止のためにメチル水銀で処理された種まき用小麦から、パンをつくり摂食
■6500人以上が中毒を発症、約500人が中毒死
■子どもの発達に影響
■量－影響関係、量－反応関係の解析
■「量」の指標：毛髪中水銀濃度

■図－57　イラクのメチル水銀中毒

わけですけれども、そういったものを解析することができることになりました。

●——毛髪と血液中の水銀濃度は比例する

メチル水銀のばく露量★の指標として、毛髪中の水銀がすごく重要だということもこの調査で分かりました。水銀がどのくらい体の中に入っているか、ということの指標として髪の毛の水銀量を測ることはご存じの方も多いかと思いますが、この研究の中でそういうことが分かってきたのです。

メチル水銀は、血液中にある一部が、髪の毛がつくられるときに髪の毛のほうに移行します。髪の毛というのは、ケラチンというタンパク質を中心にしてできていて、ケラチンがつくられると髪はどんどん伸びていくわけです。そのケラチンの中にメチル水銀が取り込まれていきます。髪の毛のある部分は、その部分がつくられたときの血液中のメチル水銀の濃度を反映します。ですから、皮膚に近い髪は、比較的新しいというか最近の血液中のメチル水銀濃度を反映することになります。その髪の毛を先のほうからもとのほうまで輪切りにして水銀を測ってみると、髪の毛はだいたい月に1cmから1・5cm伸びることが分かっていますから、髪の毛の長い人だと、たぶん3年分ぐらいのメチル水銀の濃度の変化が分かることになります。

イラクのお母さんの髪の毛を分析した図—58を見ると、左側が先端の、つまり以前の値です。時期からいえば、1971年、メチル水銀中毒が起こる前の時期、このお母さ

★—ばく露量
ばく露とは有害物にさらされることを言います。ここでは、メチル水銀が食物の中に汚染物質として存在しているので、食物からのメチル水銀の摂取量をばく露量と言います。

んは妊娠したのですが、その頃から汚染された小麦を食べはじめました。その後、症状がでて入院しました。入院して汚染されていない食べ物を食べるようになって、濃度が下がっていることがはっきり分かります（図の中央部分）。これは「量―影響関係」とか「量―反応関係」を解析する上では非常に貴重な情報で、入院した母親の血液が採れるようになって、毛髪との相関を調べて線を引いてみるときれいに平行になっています。

これは、血液中の水銀に対して２５０倍くらいの濃度の水銀量が毛髪にはあると考えられていますけれど、そのようになっています。

生まれた後の子どもの血液の水銀濃度を測ってみると、お母さんよりも若干高い濃度になっています。これはさまざまな理由はあるでしょうが、子どもは感受性が高いということの一つの理由だと考えられます。残念ながら、この子どもは2カ月ぐらいで亡くなってしまい、後の子どものデータはありませんけれども、お母さんの髪の毛と血液のデータは残っています。

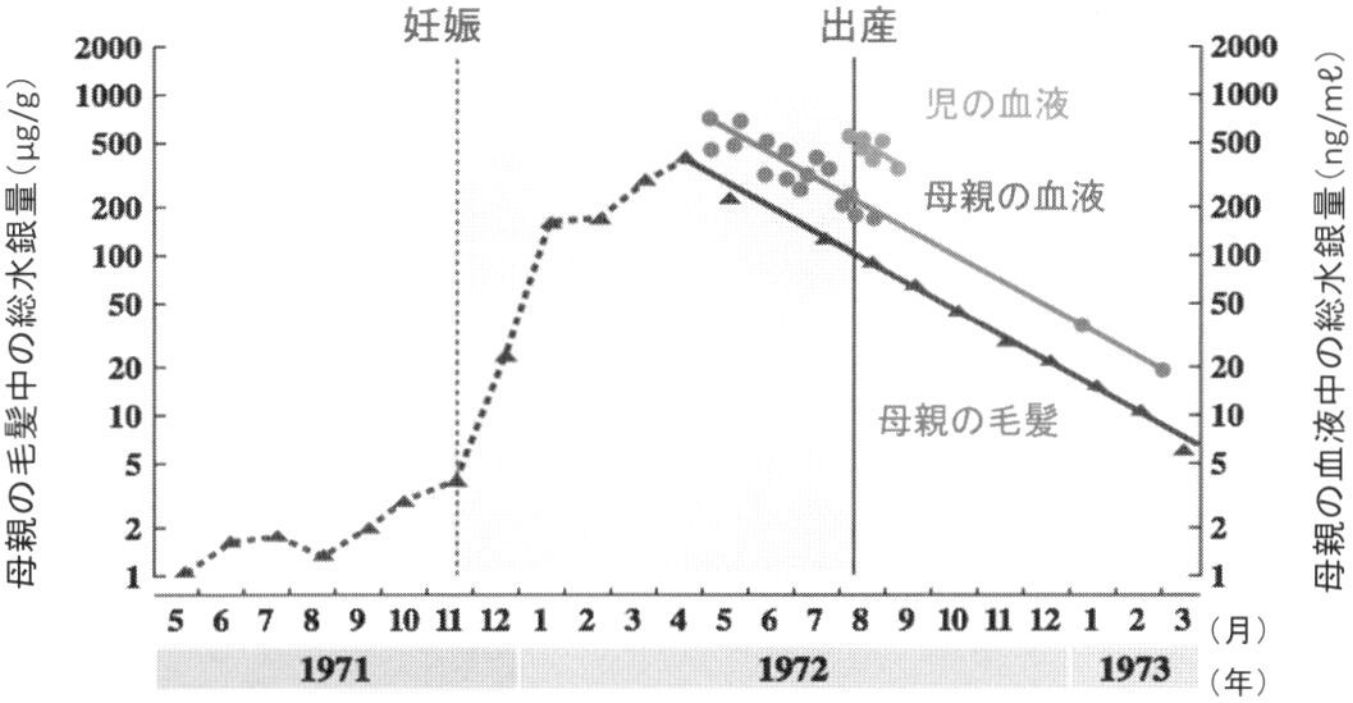
妊娠
出産
児の血液
母親の血液
母親の毛髪
母親の毛髪中の総水銀量（μg/g）
母親の血液中の総水銀量（ng/mℓ）
2000
1000
500
200
100
50
20
10
5
2
1
5 6 7 8 9 10 11 12 1 2 3 4 5 6 7 8 9 10 11 12 1 2 3
（月）
1971
1972
1973
（年）

母親の毛髪（1㎝中）と血液中の水銀濃度と生まれた児の血液中の水銀濃度

出典：Amin-Zaki L, Elhassani S, Majeed MA, Clarkson TW, Doherty RA, Greenwood MR, Giovanoli-Jakubczak T. Perinatal Methlmercuruy Poisoning in Iraq, Am J Dis Child. 1976 Oct, 130, 1070-6. より改変

■図－58　母親の毛髪と血液中の水銀濃度と生まれた児の血液中の水銀濃度

●―母親の毛髪中水銀濃度から子どもの発達への影響を評価する

妊娠中の、特に妊娠後期の胎児の神経系が発達するころの水銀濃度はどれくらいかというのが推測できることによって、実はリスク評価ができるようになったということになります。

図―59はちょっとややこしいグラフですが、横軸はお母さんの毛髪中の水銀濃度で、特に先ほど示したように、妊娠中のピークの濃度になっています。それから「＋」の印、数字がついているのもありますけれども、これは子ども一人一人あるいは数字の人数をあらわしています。縦軸は生後の発達への影響で、その確率を示します。この場合には、歩行開始の遅れを指標にしていますけれども、それに影響がなかった子どもたちは下側に、それぞれがお母さんの毛髪中の水銀濃度と対応するような形で置いてあります。一番低い方々は17人ぐらいいます。それから、１５０ｐｐｍを超えるような方々もいて、最高はかなり高くて６００ｐｐｍぐらいかそれ以上の方がいて、上側に影響のあった子どもたちを置いているわけです。左側二つの子どもたちは、お母さんが10～20ｐｐｍくらいの毛髪中水銀濃度を持っていたということになります。

これで何が分かるかというと、いわゆるリスクが分かります。いろいろなモデルで計算していますけれども、10～20ｐｐｍを超えたあたりか

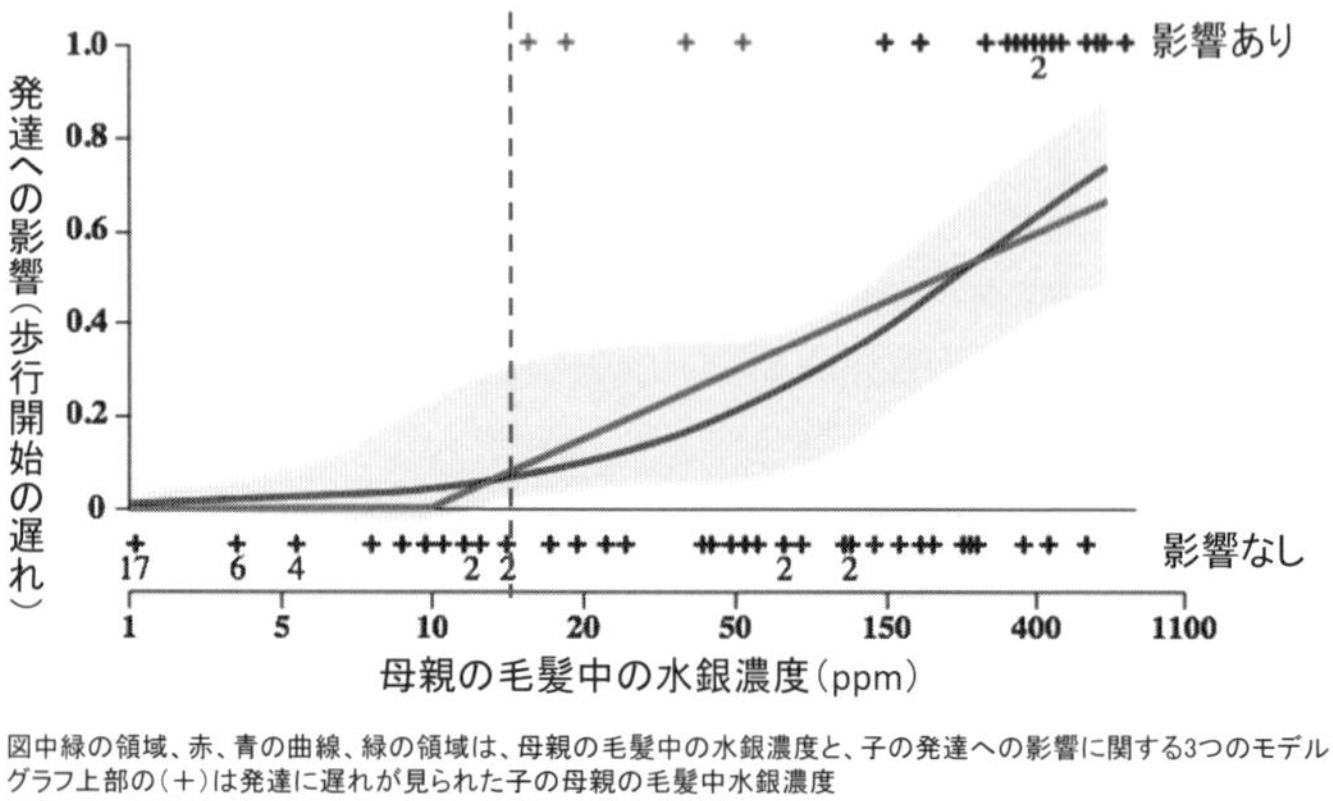

発達への影響（歩行開始の遅れ）
1.0
0.8
0.6
0.4
0.2
0
影響あり
影響なし
17
6
4
2
1
5
10
20
50
150
400
1100
母親の毛髪中の水銀濃度（ppm）

図中緑の領域、赤、青の曲線、緑の領域は、母親の毛髪中の水銀濃度と、子の発達への影響に関する3つのモデル
グラフ上部の（＋）は発達に遅れが見られた子の母親の毛髪中水銀濃度
下部の（＋）は遅れが見られなかった子の母親の毛髪中水銀濃度

出典：WHO環境保健クライテリア（Environmental Health Criteria）101,1990　より改変

■図－59　母親の毛髪中水銀濃度と子どもの発達

ら子どもが影響されるという確率が出てきて、毛髪中水銀濃度の高いほうへいけば上側のほうの「＋」が多いわけです。三つのモデルを使って計算していますけれども、そのデータから見ると、10～20ｐｐｍあたりからグラフが上がりはじめています。４００ｐｐｍを超えるぐらいになると、半分以上の子どもが影響を受けることになります。ただし、４００ｐｐｍを超えても影響なしという子どももいますので、個体差がすごく大きいんだということも分かりますけれども、全体として見ると濃度に対するリスクはこのようになるわけです。これが「量―反応関係」ということになります。

結論は何かというと、10～20ｐｐｍくらいでもしかすると胎児に影響があるかもしれないということになるわけです。これがイラクで分かったことです。

3　水銀は自然界にも存在する

●――水銀は自然界を循環している

イラクとか水俣とか、あるいは人為的な汚染だけでなく、実は自然界にも、もともと水銀は存在することが分かっています。

水銀がどのように地球で循環しているかを図で表してみました。水

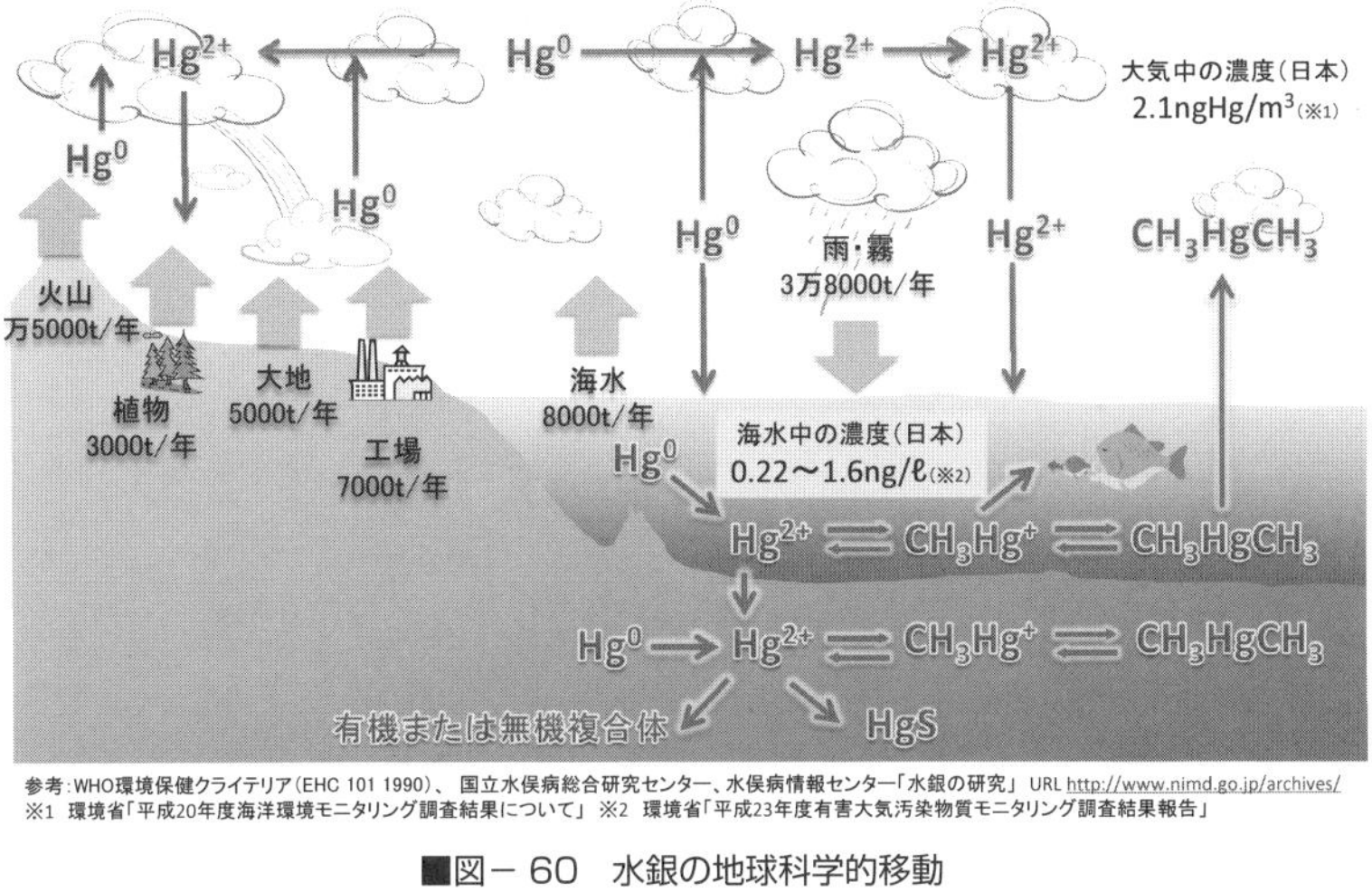

Hg2+
Hg0
Hg2+
Hg2+
大気中の濃度（日本）
2.1ngHg/m3（※1）
Hg0
Hg0
Hg0
Hg2+
CH3HgCH3
雨・霧
3万8000t/年
火山
1万5000t/年
植物
3000t/年
大地
5000t/年
工場
7000t/年
海水
8000t/年
海水中の濃度（日本）
0.22～1.6ng/ℓ（※2）
Hg0
Hg2+ ⇄ CH3Hg+ ⇄ CH3HgCH3
Hg0 → Hg2+ ⇄ CH3Hg+ ⇄ CH3HgCH3
有機または無機複合体
HgS

参考：WHO環境保健クライテリア（EHC 101 1990）、国立水俣病総合研究センター、水俣病情報センター「水銀の研究」 URL http://www.nimd.go.jp/archives/
※1　環境省「平成20年度海洋環境モニタリング調査結果について」 ※2　環境省「平成23年度有害大気汚染物質モニタリング調査結果報告」

■図－60　水銀の地球科学的移動

銀蒸気は大気中に非常にたくさんあります。ただ、濃度が薄いので、ヒトが普通に空気を吸って中毒になるようなことは、絶対にありません。それから、一部は海の中にも溶けています。海の中に水銀が溶けると一部はメチル水銀になります。これは微生物の働きによるものだろうと言われています。これも相当濃度が低いけれども、水俣湾で起こったように、生物濃縮によって、魚の種類によってはｐｐｍオーダーまで濃縮してしまうことがあります。

どうしてそんなに自然の中に水銀があるのかというと、例えば、火山活動があると、火山ガスはいろいろなものを噴出しますが、水銀も出します。それから、水銀はもともと地殻の中にもあって、その地殻から水銀が空気中に蒸発してしまうこともあるわけです。さらに、石炭や石油の化石燃料、石炭は昔の木とか、石油は虫だと言われていて、そういったものが化石になって炭化して燃えるものになっています。これも微量ですが水銀を含んでいるので燃やせば水銀蒸気が発生します。そのようなことで、大気中に水銀は常々補給されていることになり、その大気中から、海水に溶けてメチル水銀ができて、生物濃縮によって魚に蓄積するということが起きているわけです。

●—魚介類などの水銀濃度

ここで大事なことは、空気中の水銀蒸気からイオン化された無機水銀をへてメチル水銀ができて、それが魚に蓄積するということです。

魚に水銀がどのくらい蓄積するのかというと、魚の種類によって違います。イワシは少ないです。これはｐｐｍレベル以下だと思っていただければいいと思います。

それから、マグロは水銀値が高いことはよくご存じだと思いますが、クロマグロは０・６８７μg／gという数値になっていて、イワシに比べると随分高いことが分かります。そのほとんどがメチル水銀です。カジキ類も高いことが分かっています。それからクジラも、マッコウクジラとかバンドウイルカも同じです。イルカもクジラと同じものだと考えていいと思いますが、やはり高い数値を示しています。特にバンドウイルカなどは20μg／g以上と高い数値になっています。

それに対してヒゲクジラのミンククジラはそんなに高くありません。なぜか分かりますよね。ハクジラは大型の魚を食べます。大型の魚はもともと水銀値が高いので、それを食べることによってさらに高くなりますが、ミンククジラはほとんどのエサがオキアミとかプランクトンで、もともと水銀値の低いものをエサにしていますから、そんなに高くならないのです。

「それじゃあ、マグロとかクジラは健康リスクがあるのか」という疑問を持つ方がいるかもしれません。確かにリスクとしてはあるでしょうが、食べる量によって違ってきます。だから、たくさん食べれ

魚介類等	総水銀量（μg/g）	メチル水銀量（μg/g）
イワシ	0.018	
サケ	0.034	
イカ類	0.039	
アジ類	0.044	0.016
クルマエビ	0.027	0.032
サンマ	0.052	
ヒラメ	0.062	0.049
タイ類	0.102	0.067
カツオ	0.154	
ミンククジラ	0.154	0.120
アンコウ	0.146	0.505
キンメダイ	0.654	0.535
クロマグロ	0.687	0.525
カジキ類	1.394	0.860
マッコウクジラ	2.100	0.700
バンドウイルカ	20.840	6.622

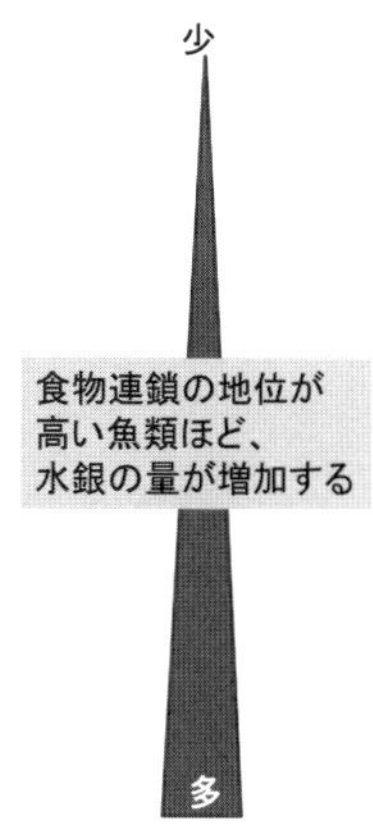

少
食物連鎖の地位が
高い魚類ほど、
水銀の量が増加する
多

出典：薬事・食品衛生審議会食品衛生分科会乳肉水産食品部会（H21.5.18）配付資料「魚介類に含まれる水銀の調査結果」

■図－61　魚介類の水銀濃度

ば健康リスクはあるかもしれないけれども、だいたいクロマグロは値段が高く、それほどたくさん食べられませんから、そんなに心配する必要はないでしょう。

それから、「メチル水銀は蓄積しますか」という疑問もあるかもしれませんが、これは蓄積します。キンメダイという魚がいますが、水銀値はマグロぐらいのレベルで、かなり蓄積性が高いと考えられます。キンメダイは深海の魚です。深海の魚は、海の深いところで活動していて、そこは温度が非常に冷たく、ゆっくり成長するらしいのです。ヒトなどはある程度の年齢になるとそれ以上大きくならないけれども、魚は成長するにしたがって大きくなり、年齢とともにどんどん大きくなるらしく、キンメダイでもかなり大きいのがいて、寿命も長いことが分かっています。そういったものは蓄積量が多くなります。

また、他の肉食の魚類、あるいは海棲哺乳類も蓄積することになります。

それから「マグロの大トロは水銀値が高いのか」ということに強い関心を持つ方もたくさんいらっしゃると思いますが、大学にいたときにマグロのいろいろな部位の水銀を測ってみたことがありますが結果は、むしろ赤身のほうが少しだけですが高いのです。どうしてかというと、メチル水銀はタンパクや筋肉にしっかりくっついているようなのです。ですから、大トロは筋肉の他に脂がのっている部位ですから、濃度にしてみると、脂の分だけ薄まってしまうようで、1割ぐらいしか差はないけれども、大トロのほうが若干低く、赤身のほうがほんの少し高いということになります。

コラム

メチル水銀の蓄積量が多いイルカ自身は病気にならないの？

時々湾の奥に迷って入ってくるイルカとかクジラは水銀の影響を受けているのではないかと主張する方もいますが、証明はされていません。

バンドウイルカに含まれる水銀の量は20ｐｐｍ以上という高い数値ですが、それは総水銀といって無機水銀とメチル水銀を合わせた数値なのです。どうも海棲哺乳類というのは、メチル水銀を分解する能力を持っているみたいです。バンドウイルカは総水銀が20・84ｐｐｍだけれども、メチル水銀はその3分の1くらいの6・6ｐｐｍになっています。ということは、メチル水銀を分解してしまって無機水銀にして、セレンという別な元素と一緒にして無毒化するような力を持っているようです。そういう無毒化する力があるということは分かっても、イルカの間で実際に中毒が起こって、何か変なことが起こっているのかどうかは分かりません。そういうデータもないので、おそらくないのだろうと思います。

コラム

水銀は調理によって減少するの？

メチル水銀そのものは、化学的にもけっこう安定だと思います。例えば、塩酸なんかに漬けても分解するようなことはありません。それから、魚の筋肉にしっかりくっついていることもあって、焼いても煮ても、普通の調理温度では壊れませんし、はがれてもきません。だから、調理することによって何か減るようなことは考えられません。もっとも、炭化するくらいまで熱を加えてしまえばもちろんメチル水銀でなくなると思いますし、場合によると還元されて飛んで行ってしまうかもしれませんが、そうなると、食べられるものではなくなりますから、普通の調理では減らないと思います。

●—世界主要国の1人当たりの魚介類の年間消費量

このように、魚には種類によってかなり差はあるけれども、メチル水銀がたまっていることが分かると思います。

では、ヒトは魚をどれくらい食べているのかというと、日本人は大体56・6kgです。この数値は消費量なので、あらなども含んでいますから、実際に食べている量はこの半分くらいだろうと思います。世の中にはモルジブとかキリバスとかアイスランドとか、もっと魚を食べている人たちもいます。

ある独身の若い女性の個別データで恐縮ですが、この方は結婚され、食生活が変わりました。最近の若い独身の人は魚をそんなに食べないですよね。それが結婚してご主人の両親と一緒に生活することになりました。それで魚を食べるようになったところ、キューッと水銀濃度が上がったのです。結婚前には0・5ppmぐらいだったものが、急上昇しました。これは魚を食べる量によって髪の毛の水銀濃度が上がることをきれいに示すデータです。

4　メチル水銀の健康影響評価（リスク評価）

●―メチル水銀濃度の高い魚をたくさん食べなければ大丈夫

水銀は自然界に普遍的にあって、一部がメチル水銀に変換されて、大型の肉食魚や海棲哺乳類に蓄積します。それから、胎児の感受性が高いと、お母さんが何ともなくても水俣病の場合のように、胎児性の水俣病の患者さんが生まれることがあります。

また、イラクの事例で10～

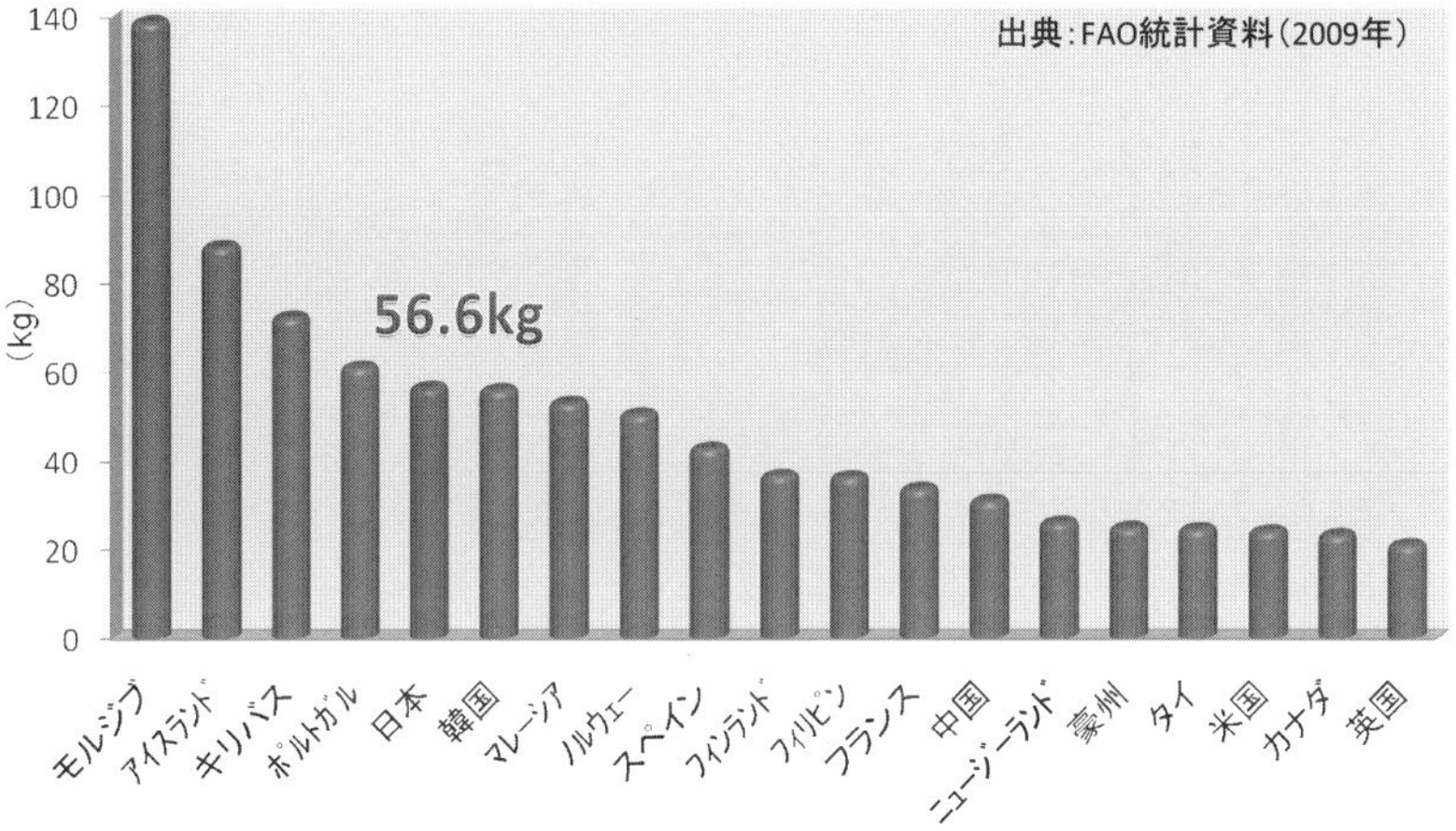

出典：FAO統計資料（2009年）
140
120
100
80
60
40
20
0
(kg)
56.6kg
モルジブ
アイスランド
キリバス
ポルトガル
日本
韓国
マレーシア
ノルウェー
スペイン
フィンランド
フィリピン
フランス
中国
ニュージーランド
豪州
タイ
米国
カナダ
英国

■図－62　世界各国の魚介類摂取量（年間）

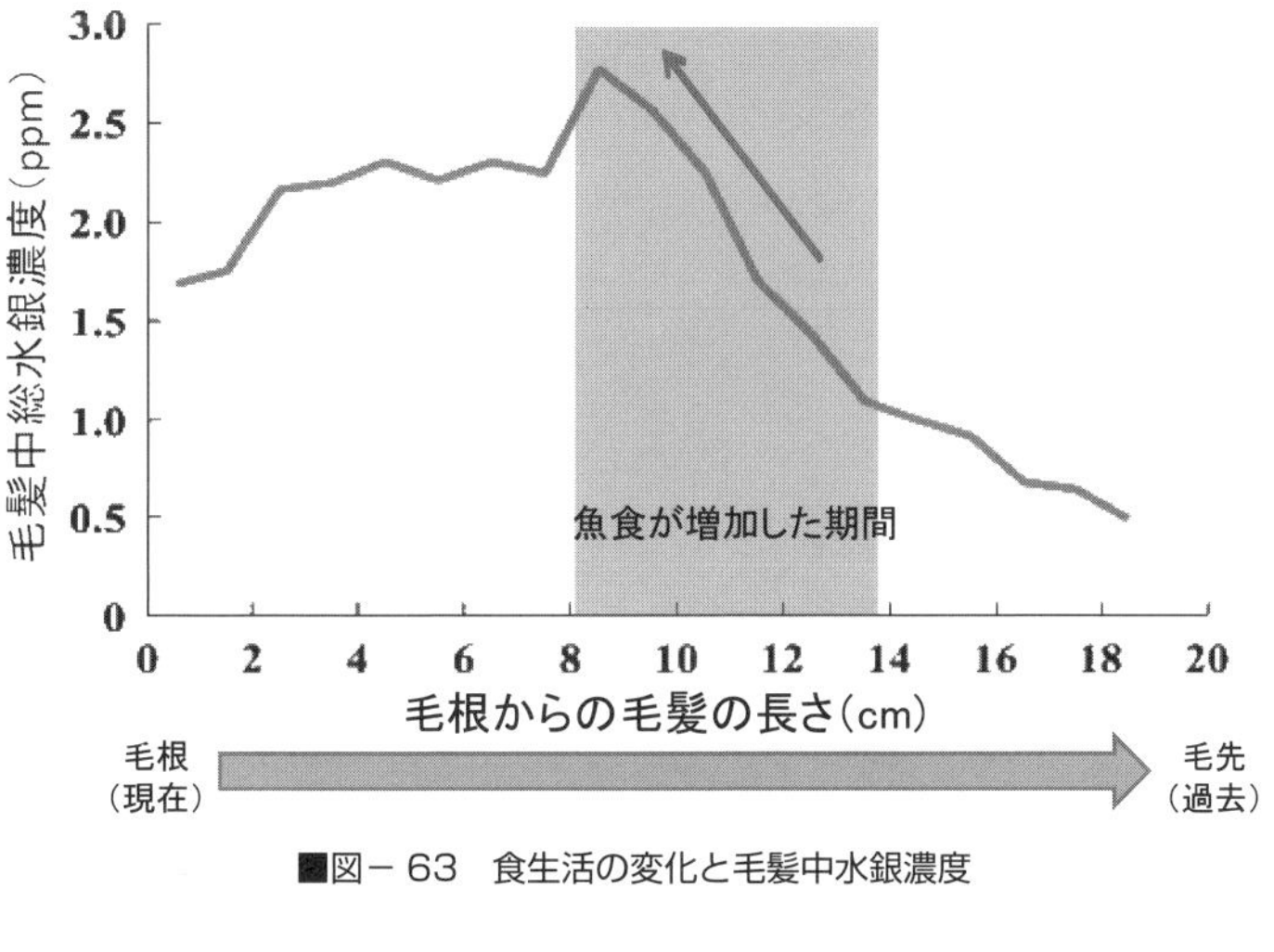

3.0
2.5
2.0
1.5
1.0
0.5
0
毛髪中総水銀濃度（ppm）
魚食が増加した期間
0
2
4
6
8
10
12
14
16
18
20
毛根からの毛髪の長さ（cm）
毛根（現在）
毛先（過去）

■図－63　食生活の変化と毛髪中水銀濃度

20ppmぐらいで、もしかすると何かあるかもしれないという話をしましたけれども、日本をはじめとして魚をけっこう食べる地域では、髪の毛の水銀濃度が10～20ppmぐらいの人たちがいるわけです。

これではリスク評価をせざるを得ないということでいろいろな機関で行いました。食品安全委員会の私が所属していた専門調査会でもそのような評価をしました。その結果、摂取し続けても健康に悪影響がないと推定される1週間当たりの摂取量、メチル水銀の耐容週間摂取量としては、体重1kg当たり2μgという結果が出ました。これを実現するためには、メチル水銀濃度の高い魚をたくさん食べるのを避けることが必要になってきます。しかし、魚は優れた栄養素をたくさん含んでいるので、食べないという選択肢はないだろう、食べる魚種を選べばいいのではないか、そうすることで魚食のメリットとリスク低減を両立できることになります。

●—メチル水銀の代謝

実は、実際に重要なのは、胎児の脳にどれくらいメチル水銀が行くかということなのです。我々が知っているのは毛髪中の水銀濃度です。でも実際には、胎児の脳にどれくらいの水銀が行くのか影響との

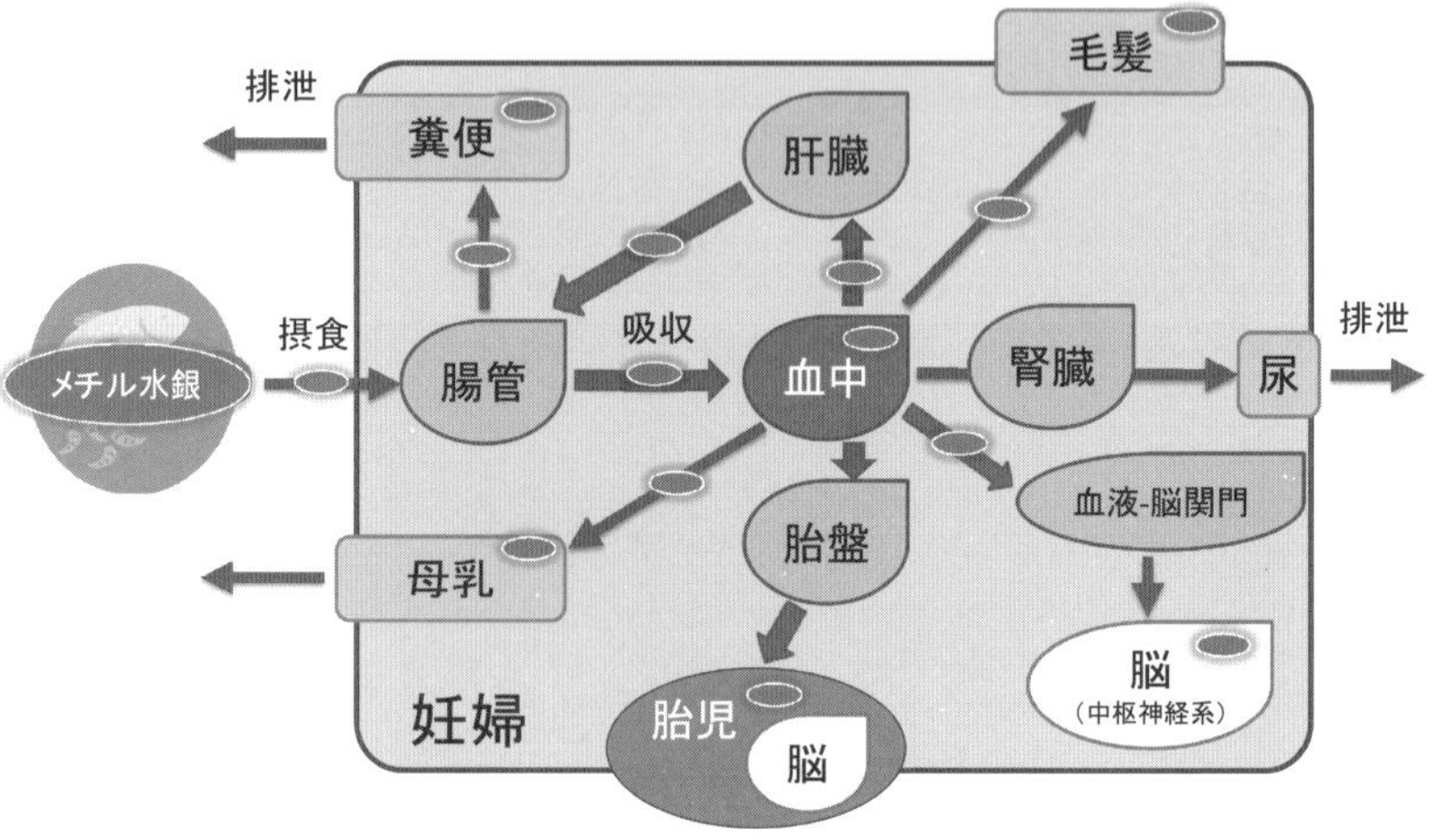

排泄
糞便
肝臓
毛髪
摂食
メチル水銀
腸管
吸収
血中
腎臓
尿
排泄
血液-脳関門
母乳
胎盤
脳
(中枢神経系)
妊婦
胎児
脳

■図－64　メチル水銀の代謝（模式図）

関連で考えなければいけないわけです。食べる物は魚ですから、魚の水銀の濃度、その濃度とどれくらい量を食べるかでメチル水銀の摂食量を出さなければいけないわけです。つまり、代謝を考えながら、毛髪中の濃度と血液中のメチル水銀濃度、それと胎児へ行くメチル水銀の量を考慮し、どれくらい食べると血中のレベルや毛髪濃度がこれぐらいのレベルになるから、このレベルだと胎児に影響があり得るかもしれないというようなことを考えながらリスク評価をするということになったわけです。

●―耐容週間摂取量を算定する

母体の毛髪中水銀濃度が10〜20ppmで何かあるかもしれないということでした。その後、外国（フェロー諸島とセイシェル共和国）の調査から、胎児に影響を及ぼさないと考えられる母親の毛髪中水銀濃度は11ppmということが示され、それが血中濃度で44μg／ℓということになって、数学的な代謝モデルをつくって1日これだけ食べるとこの血中レベルになりますということが計算できました。

それに不確実係数を考えたわけです。要するに、こういうモデルで計算をするときに使ったパラメータのうち変動しそうなものがあっ

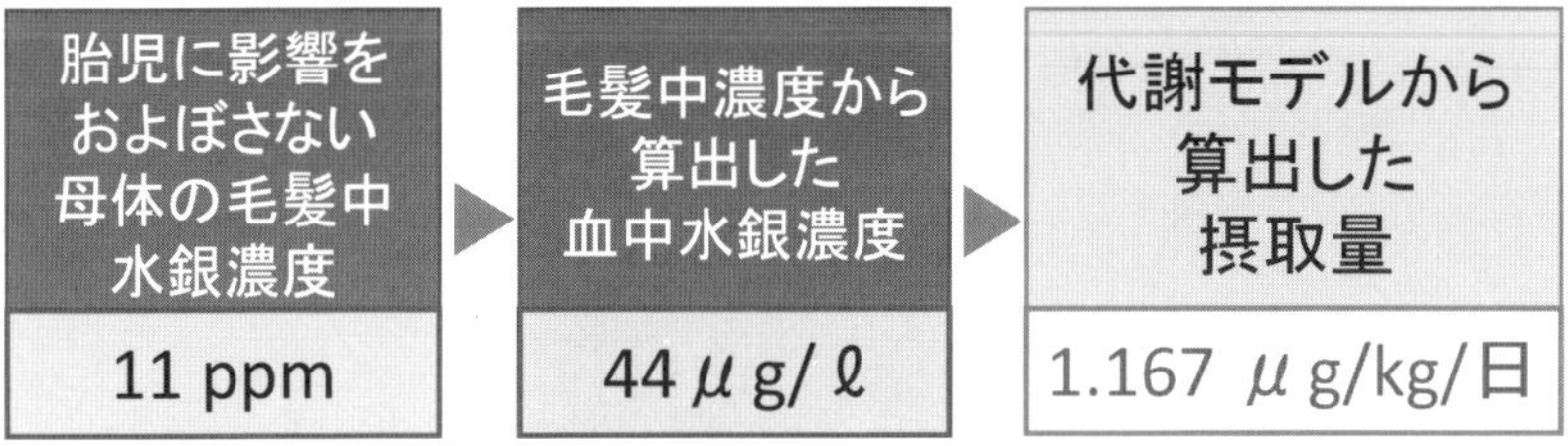
胎児に影響をおよぼさない母体の毛髪中水銀濃度
11 ppm
毛髪中濃度から算出した血中水銀濃度
44 μg/ℓ
代謝モデルから算出した摂取量
1.167 μg/kg/日

摂取量1.167÷不確実係数4※＝0.292 μg/kg/日

耐容週間摂取量　0.292×7日＝2.0 μg/kg/週

※不確実係数は、毛髪中水銀濃度と血中水銀濃度との比の変動幅2×生物学的半減期の変動幅2＝4とした。

■図－65　耐容週間摂取量の計算

たので、その分の不確実係数として割り算をしてやり、さらに1週間当たりにすると、ちょうど2μgという数値になって、耐容週間摂取量は2・0μg／kgというリスク評価になりました。

●―日本人の毛髪水銀濃度

では、日本では現状はどうなのかというと、全国を対象に国立水俣病総合研究センターが調べたところでは、たぶん、男性も入れたデータだと思いますが、だいたい1ppm台後半～3ppm程度で、11ppmから比べれば、それよりかなり低いことになります。全国平均では2・1ppmになります。沖縄は比較的低くて、福岡も低いことが分かります。千葉がちょっと高いのは、マグロの摂取量とかそういったものと関係しているのだろうと考えます。

5　日本におけるメチル水銀の健康影響の調査

●―メチル水銀の出生コホート調査★

私が大学にいたときの話です。外国のデータを使ってメチル水銀のリスク評価をやったのですが、日本でもそういった調査が必要だろうと考

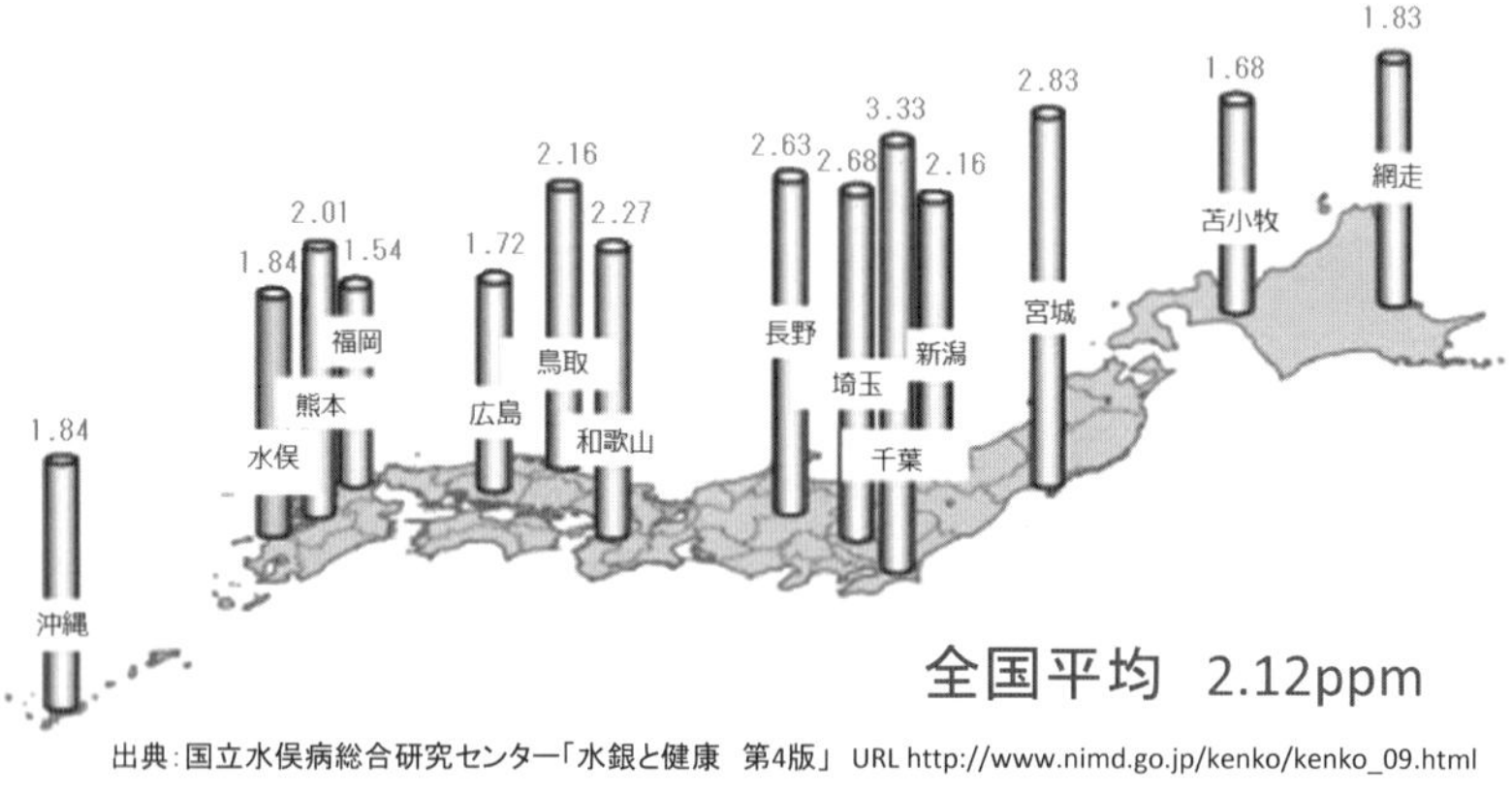

1.83
網走
1.68
苫小牧
2.83
宮城
3.33
2.63
2.68
2.16
長野
埼玉
新潟
千葉
2.16
2.27
1.72
鳥取
広島
和歌山
2.01
1.84
1.54
福岡
熊本
水俣
1.84
沖縄
全国平均　2.12ppm

出典：国立水俣病総合研究センター「水銀と健康　第4版」 URL http://www.nimd.go.jp/kenko/kenko_09.html

■図－66　全国14カ所の毛髪水銀濃度の平均値（ppm）

えました。また、メチル水銀以外にも胎児期ばく露で子どもの生後の成長・発達に影響しそうな要因はたくさんあるし、それがいったいどうなっているのかということを知りたいということが動機で「Tohoku Study of Child Development」という、ちょっと名前だけはしゃれている研究を始めたわけです。

●—メチル水銀の摂取量—マグロ・カジキによる割合が多い

妊婦さんがどれくらい魚を食べているのかという食物摂取頻度調査から得た魚介類摂取量をもとに、その魚の平均的なメチル水銀濃度からメチル水銀の摂取量を計算しました。そうすると、1週間で体重1kg当たり2μgを超える人が12・5%いらっしゃいました（図—67）。8人に1人の方が超えていたことになります。もっとも、これは計算上の話です。

その妊婦さんたちはどういう魚を取ってい

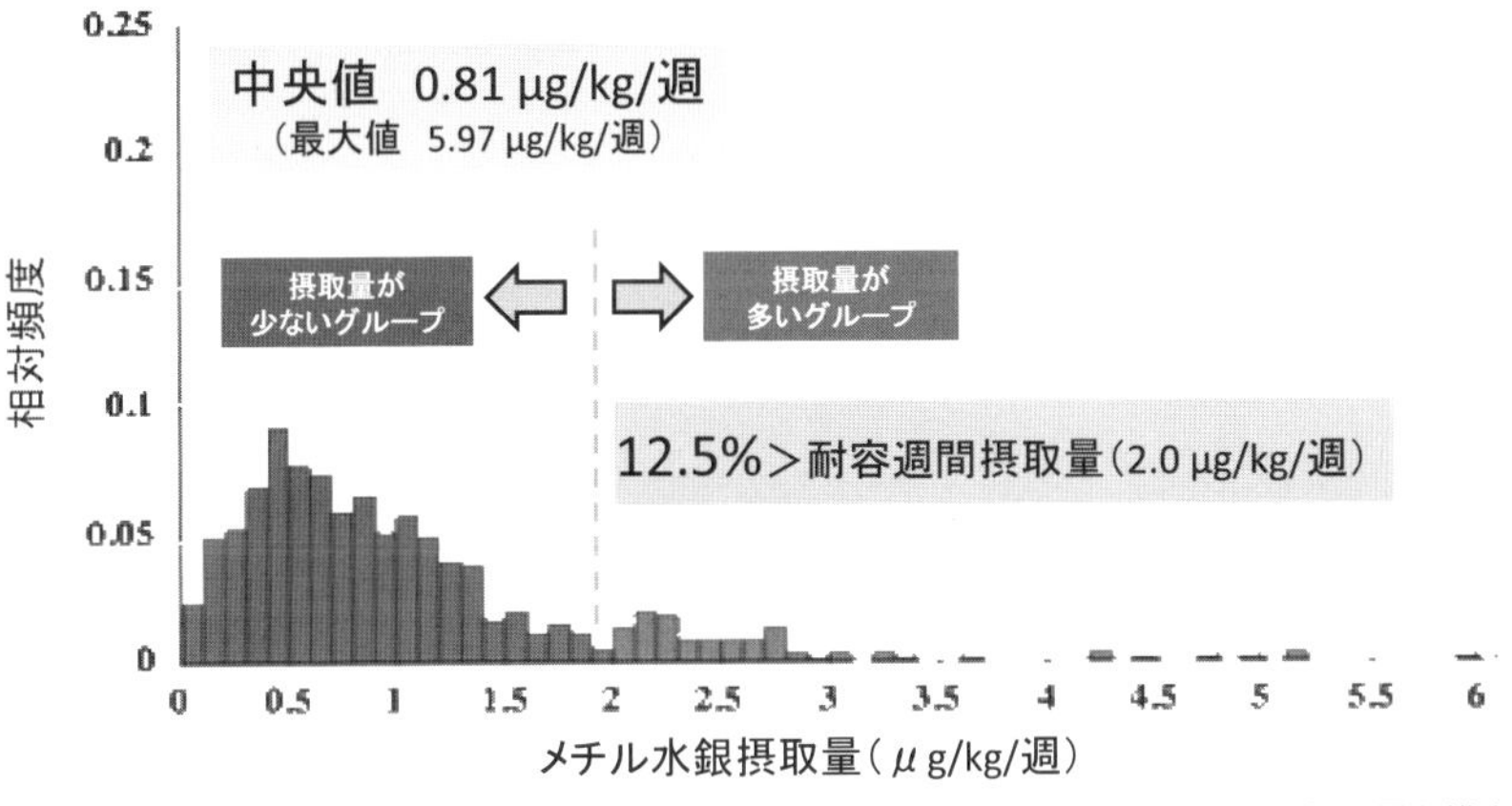

中央値 0.81 μg/kg/週
（最大値 5.97 μg/kg/週）
摂取量が少ないグループ
摂取量が多いグループ
12.5%＞耐容週間摂取量（2.0 μg/kg/週）
相対頻度
0.25
0.2
0.15
0.1
0.05
0
0
0.5
1
1.5
2
2.5
3
3.5
4
4.5
5
5.5
6
メチル水銀摂取量（μg/kg/週）

■図－67　食物摂取頻度調査（FFQ）から得た魚介類摂取量をもとに、メチル水銀摂取量を推定

★—出生コホート（調査）
母親の妊娠中から調査・研究の対象者として登録し、出生後に子どもの発育・発達を追跡調査して、胎児期や出生後の有害環境因子等の影響を評価すること。

るか、メチル水銀の摂取における魚の種類ごとの寄与率を見ると、図―68のようにマグロ・カジキが44％と非常に大きいのです。それ以外にもありますけれども、これが一番大きいことが分かりました。

●―マグロ類から青魚に変えるとどうなる？

それでは、マグロなどを、青みの魚というかメチル水銀濃度の低い魚、小型の魚に変えたらどうなるのかというと、図―69のグラフのように山がぐっと少ない側に寄ってきて、耐容摂取量を超える方は1・2％、10分の1になりました。

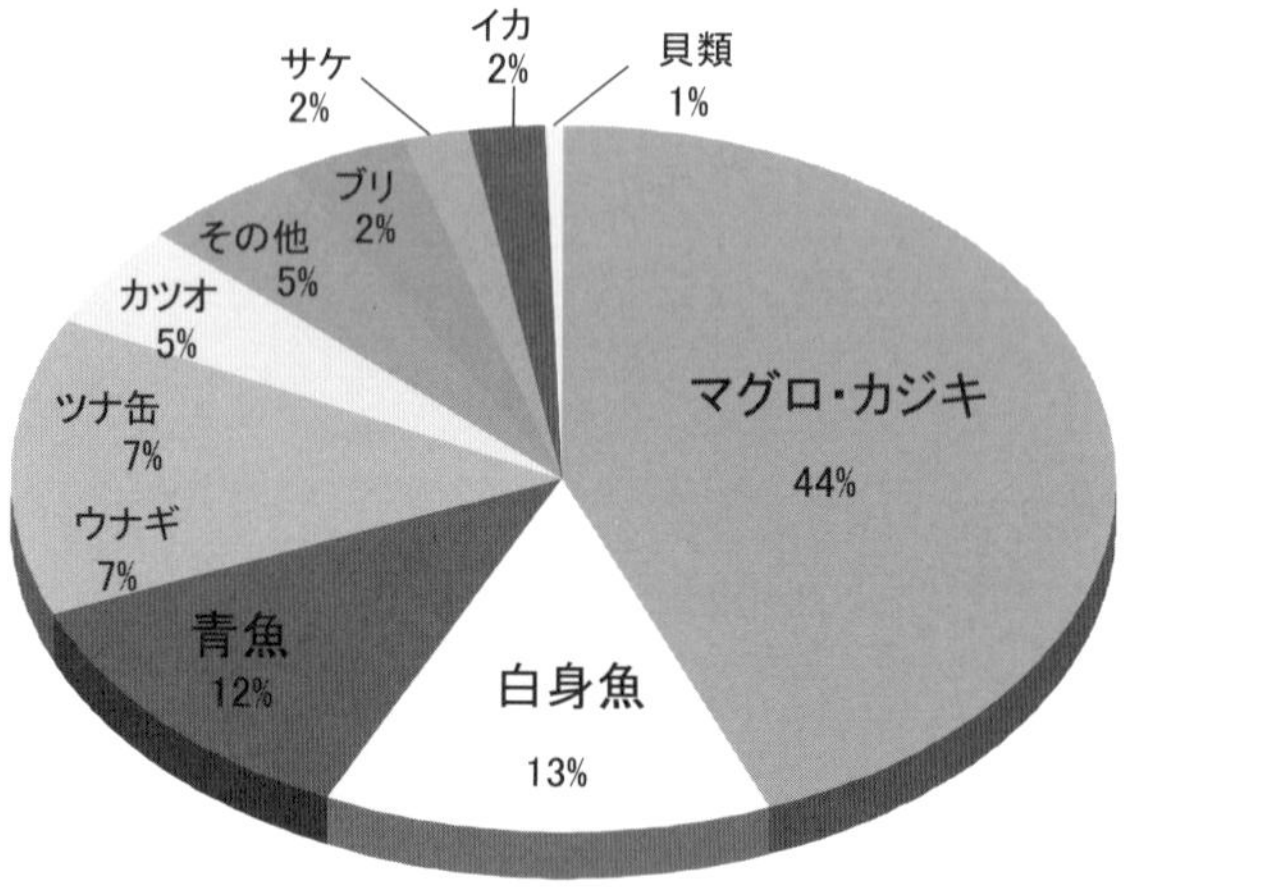

イカ 2%
貝類 1%
サケ 2%
ブリ 2%
その他 5%
カツオ 5%
ツナ缶 7%
ウナギ 7%
青魚 12%
白身魚 13%
マグロ・カジキ 44%

■図－68　食物摂取頻度調査（FFQ）をもとに、魚種ごとのメチル水銀摂取量の割合を推定

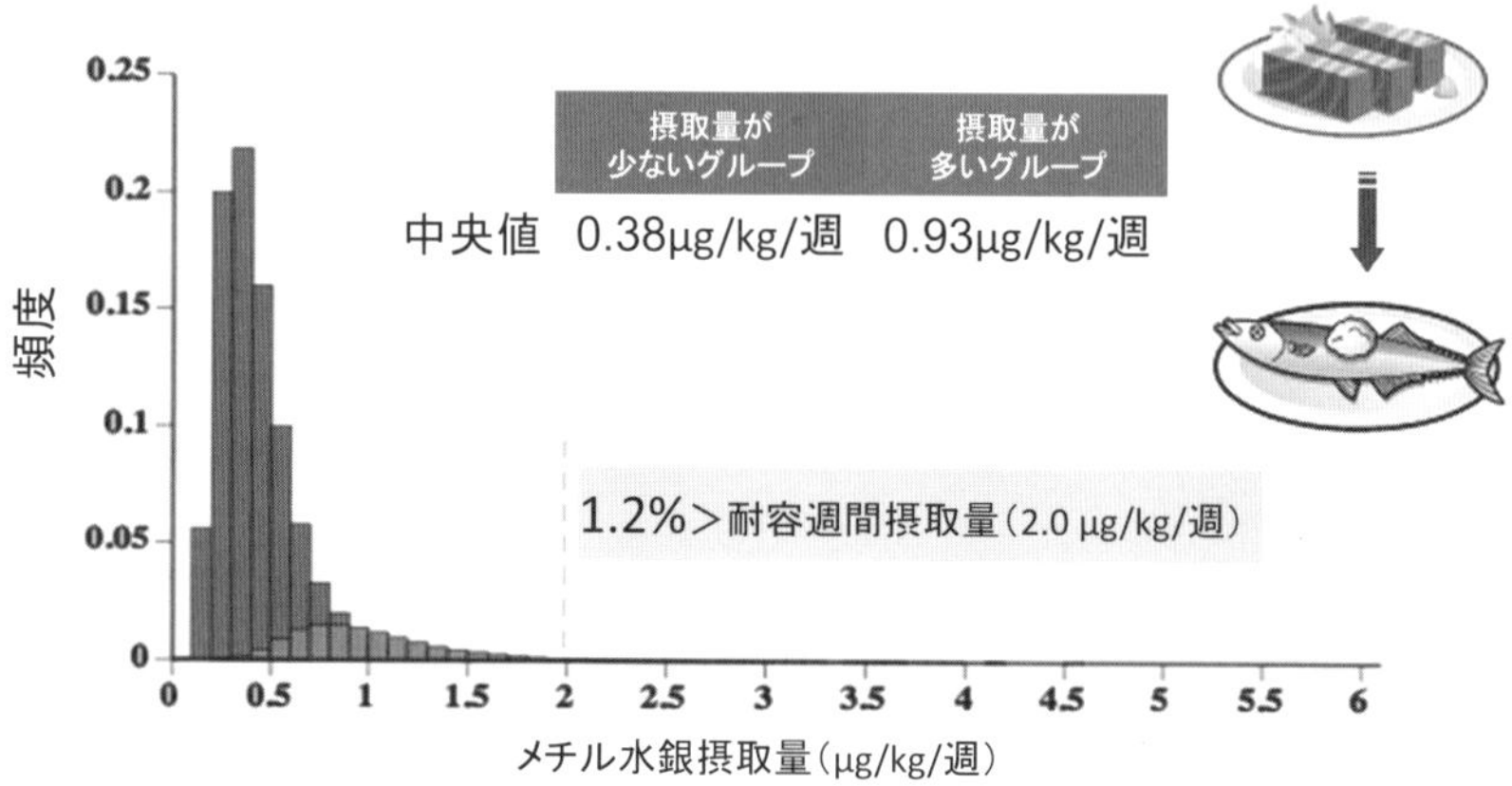

摂取量が少ないグループ
摂取量が多いグループ
中央値　0.38μg/kg/週　0.93μg/kg/週
1.2%＞耐容週間摂取量（2.0 μg/kg/週）
頻度
0.25
0.2
0.15
0.1
0.05
0
0.5
1
1.5
2
2.5
3
3.5
4
4.5
5
5.5
6
メチル水銀摂取量（μg/kg/週）

■図－69　食べる魚種を変えたときのメチル水銀摂取量の推計

これはシミュレーションですから、現実のデータとはちょっと違ってくるかもしれませんが、おおまかにはこのようになるだろうと思いますし、おそらく現実には耐容摂取量を超える方々はいらっしゃらなくなるだろうと考えられます。

6　魚介類を食べても大丈夫？

●―日本人は1日にどのくらいの水銀をどんな食物から取っているのか

先ほどの調査では、魚の種類を変えることによって水銀の摂取量が減る計算になりましたが、日本全体を考えてみた場合には、食べ物の中から取っている総水銀（メチル水銀と無機水銀の総量）は、1人当たり8.42μgです。これは先ほどの週間耐容摂取量と比較すると、たぶん2分の1ぐらいだろうと思います。水銀の8割は魚から取っていることになります。

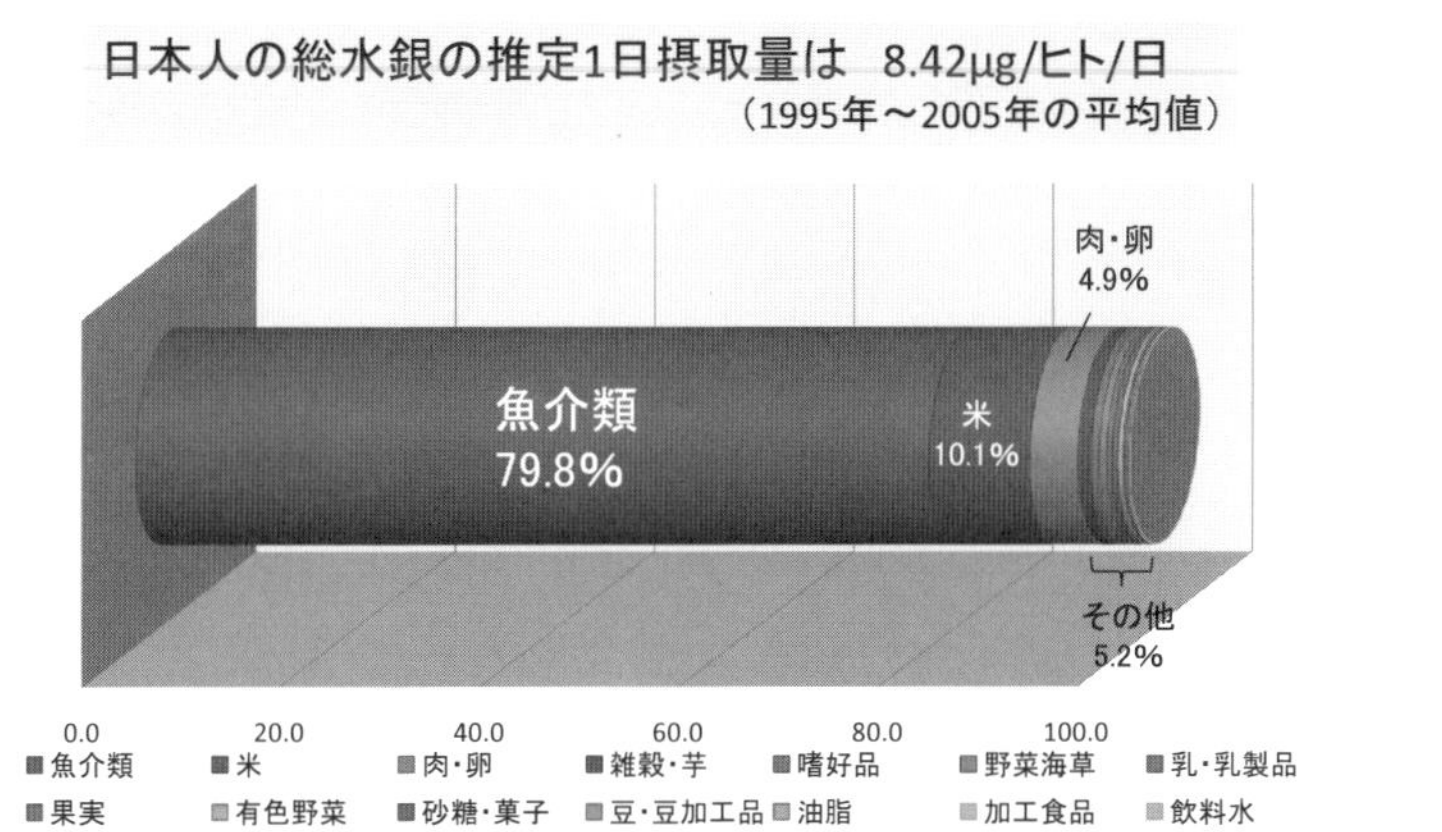
日本人の総水銀の推定1日摂取量は　8.42μg/ヒト/日
（1995年～2005年の平均値）
肉・卵
4.9%
魚介類
79.8%
米
10.1%
その他
5.2%
0.0
20.0
40.0
60.0
80.0
100.0
魚介類
米
肉・卵
雑穀・芋
嗜好品
野菜海草
乳・乳製品
果実
有色野菜
砂糖・菓子
豆・豆加工品
油脂
加工食品
飲料水

出典：薬事・食品衛生審議会食品衛生分科会乳肉水産食品部会（2005年8月12日開催）配付資料「我が国における水銀摂取量と耐容量の比較（暴露評価）」
（URL）http://www.mhlw.go.jp/shingi/2005/08/dl/s0812-3a2.pdf

■図－70　日本人の総水銀摂取量

●—今までどおり魚介類を取っても大丈夫？

そうなってくると、先ほどの話と同じように、魚の種類を選ぶことが大事になってくるわけで、魚の中には、ビタミン類やカルシウム、鉄とか、いわゆる栄養成分が当然含まれているわけです。

それからもう一つ、不飽和脂肪酸、DHAとかEPAとか、脳の発達によいとか、あるいは循環器系にいい作用を持つことが分かっている成分もあります。それから、タウリンであるとかアスタキサンチン、これ

栄養成分	多く含む魚介類	欠乏症
ビタミンA	ウナギ、ウニ、魚の肝臓	夜盲症、網膜機能低下、皮膚疾患
ビタミンB_{12}	カキ、シジミ、アサリ、カツオ、サンマ	悪性貧血、知覚異常、精神症状（イライラ感や軽度うつ）
ビタミンD_3	ベニザケ、クロカジキ、ニシン	骨軟化症（くる病）、骨粗しょう症
ビタミンE	ウナギ、ニジマス、アユ	溶血性貧血、神経学的症状（深部知覚低下、小脳失調等）
カルシウム	小魚、ドジョウ	成長障害、骨や歯の弱体化
鉄	ドジョウ、イカナゴ、シジミ	貧血、口腔疾患

参考：農林水産省「魚介類に含まれる栄養成分　(URL) http://www.maff.go.jp/j/syouan/tikusui/gyokai/g_kenko/eiyou/01_seibun.html
「メルクマニュアル」Mark H. Beers 他著、日経BP社

■図－71　魚介類に含まれる栄養成分

機能成分	多く含む魚介類	期待される効果
DHA	クロマグロ脂身、スジコ、ブリ、サバ	脳の発達促進、認知症予防視力低下予防
EPA	マイワシ、クロマグロ脂身、サバ、ブリ	血栓予防、抗炎症作用、高血圧予防
タウリン	サザエ、カキ、コウイカ、マグロ血合肉	動脈硬化・心疾患予防、胆石予防
アスタキサンチン	サケ、オキアミ、サクラエビ、マダイ	生体内抗酸化作用、免疫機能向上作用

出典：農林水産省「魚介類に含まれる機能成分　(URL) http://www.maff.go.jp/j/syouan/tikusui/gyokai/g_kenko/eiyou/02_kinou_seibun.html

■図－72　魚介類に含まれる機能成分

はサケとかオキアミとかサクラエビやマダイの色がそうですけれども、抗酸化物質などが含まれています。

そういうことを考えると、魚はいろいろな栄養素があります。メチル水銀以外にもＰＣＢとか、他にも有害物が含まれていると思いますけれども、こういう栄養素をたくさん含んでいるわけです。通常の生活をしている方々は今までどおり魚を食べていただいてけっこうだろうと考えます。

●——水銀濃度の高い魚を避ければ妊婦さんでも大丈夫？

リスク評価の上から考えてみると、妊婦さんが一時期気をつければいいだけで、それもメチル水銀濃度が高いことが分かっている魚を避けさえすれば問題ないことが先ほどの調査の結果からも、それをシミュレーションした結果からもお分かりいただけるのではないでしょうか。

この章のタイトルは「実は食べている？～自然界のメチル水銀～」ですけれども、それはそれとしてしようがないわけで、賢い食べ方をすれば、健康上の影響は全然問題ありませんし、胎児にも、赤ちゃんにも影響がないようにできるだろうと思います。

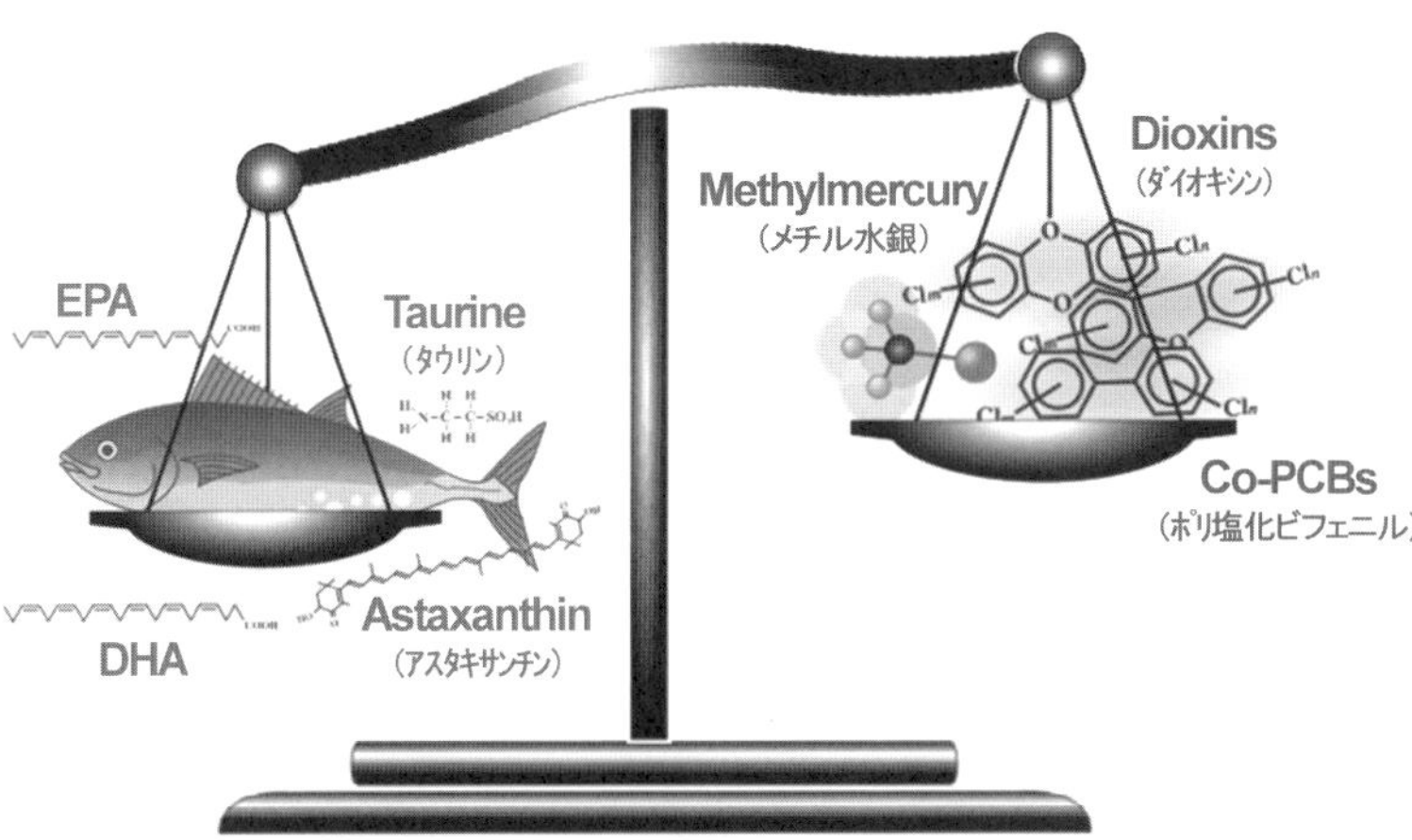
EPA
Taurine
（タウリン）
DHA
Astaxanthin
（アスタキサンチン）
Methylmercury
（メチル水銀）
Dioxins
（ダイオキシン）
Co-PCBs
（ポリ塩化ビフェニル）

■図－73　魚食のメリットとデメリット

コラム

メチル水銀が濃縮されるメカニズムは？

メチル水銀の場合、きちんとしたメカニズムはよく理解されていないというか、たぶんあまり分かっていないようで、魚の体の中にいったん入ったものはなかなか出ていかないことが分かっています。ほ乳類などは動物によって違いますが、生物学的半減期があって数日から数十日で半分量排出され、特に胆汁に排出されることは分かっています。しかしながら、魚の場合には、そういう排泄がほとんどないようです。だから、一生涯かけてためこんでいくことになろうかと思います。そういった魚がエサになって、エサにしている魚は、さらにそれが増幅していくわけで、それが生物濃縮ということになると思います。魚の場合、なぜ排出されないのかは、ちょっとよく分かっていません。

それから、海棲哺乳類もけっこうためこんでいますが、これは、食物連鎖で上位にある大型の魚を食べているからよけい摂取量が多くなって高い値を示すのだと思います。また、海棲哺乳類の場合には、メチル水銀を分解してセレンと一緒になったセレン化水銀というような形にして、生物活性がほとんどない状態にして無害化している例があります。魚介類の代謝とか解毒に関してはそれくらいのことしか分かっていません。

第6章

食品のリスクマネジメント@キッチン

石井克枝

はじめに

第6章では、「食品のリスクマネジメント@キッチン」がテーマとなっています。私の専門は調理学ですので、食べ物の摂取という最終段階で、私たちは調理においてリスクマネジメントをどうするのかというところに焦点を当てて話を進めていきたいと思います。

1　家庭におけるリスクマネジメント

●——誰がリスクマネジメントしている？

食べ物は、私たち人間が生産し、加工、流通というさまざまな過程を経て、最終の段階である家庭などのキッチンに到達するわけですが、ここで最も重要で大切なことは、リスクマネジメントが必要になってくるということです。私たち人間が食べ物を口にするまでには長い工程があります。その工程の中でどのようなリスクが関わっているのか、生産から加工、流通、摂取という一連の流れとして示しました。

食品安全委員会ではいろいろな物質のリスクを評価していますが、このさまざまな段階においてどのようなリスクが関わっているのかについて簡単にふれておきたいと思います。

生産の段階では、農薬、遺伝子組換え食品、新開発食品、動物用医薬品、肥料・飼料などが、さらに生産、加工、流通の段階、そして、最終の段階であるキッチンにおいては、カビ毒・自然毒、微生物、ウイルス、プリオン、化学物質・汚染物質、さらに添加物、器具、容器・包装などが関わってきます。

これからの話は、調理を行う者がリスクマネジメントをキッチンでど

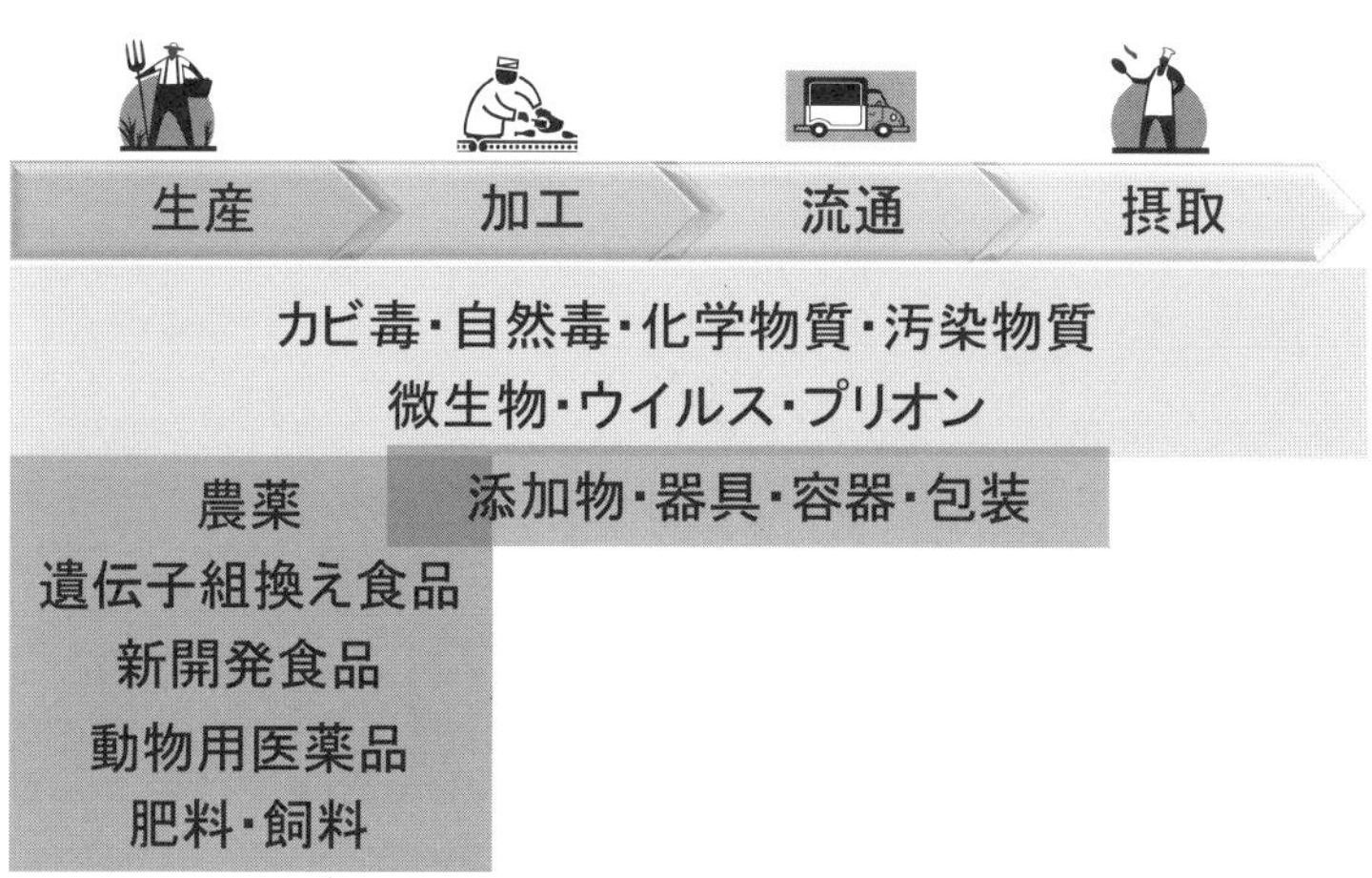

生産
加工
流通
摂取
カビ毒・自然毒・化学物質・汚染物質
微生物・ウイルス・プリオン
添加物・器具・容器・包装
農薬
遺伝子組換え食品
新開発食品
動物用医薬品
肥料・飼料

■図－74　誰がリスクをマネージメントをしている？

のように行うかという内容になります。

━家庭におけるリスクの要因とは

家庭においてリスクとして大きく関わってくるカビ毒、自然毒、化学物質、汚染物質、微生物、ウイルスなどがどのように関係してくるのかを見ると、食品の成分そのものに含まれている場合、生産過程で共存、付着してくる場合、調理中に生成していく場合、保存中に増殖していく場合などが考えられます。

━キッチンでリスクをキャッチできるか

これらのいろいろな物質のリスクを、私たちは家庭で、どのような手段でキャッチできるのかを考えると、味覚、嗅覚、触覚、視覚、聴覚という五感があげられます。

例えば食品が腐敗した場合、有機物が微生物の作用によって分解されて有毒物質を生じたり悪臭を放ったりしますが、この場合は嗅覚でキャッチすることができます。私たちは鼻をきかせて腐敗しているのかそうではないのかをキャッチしています。

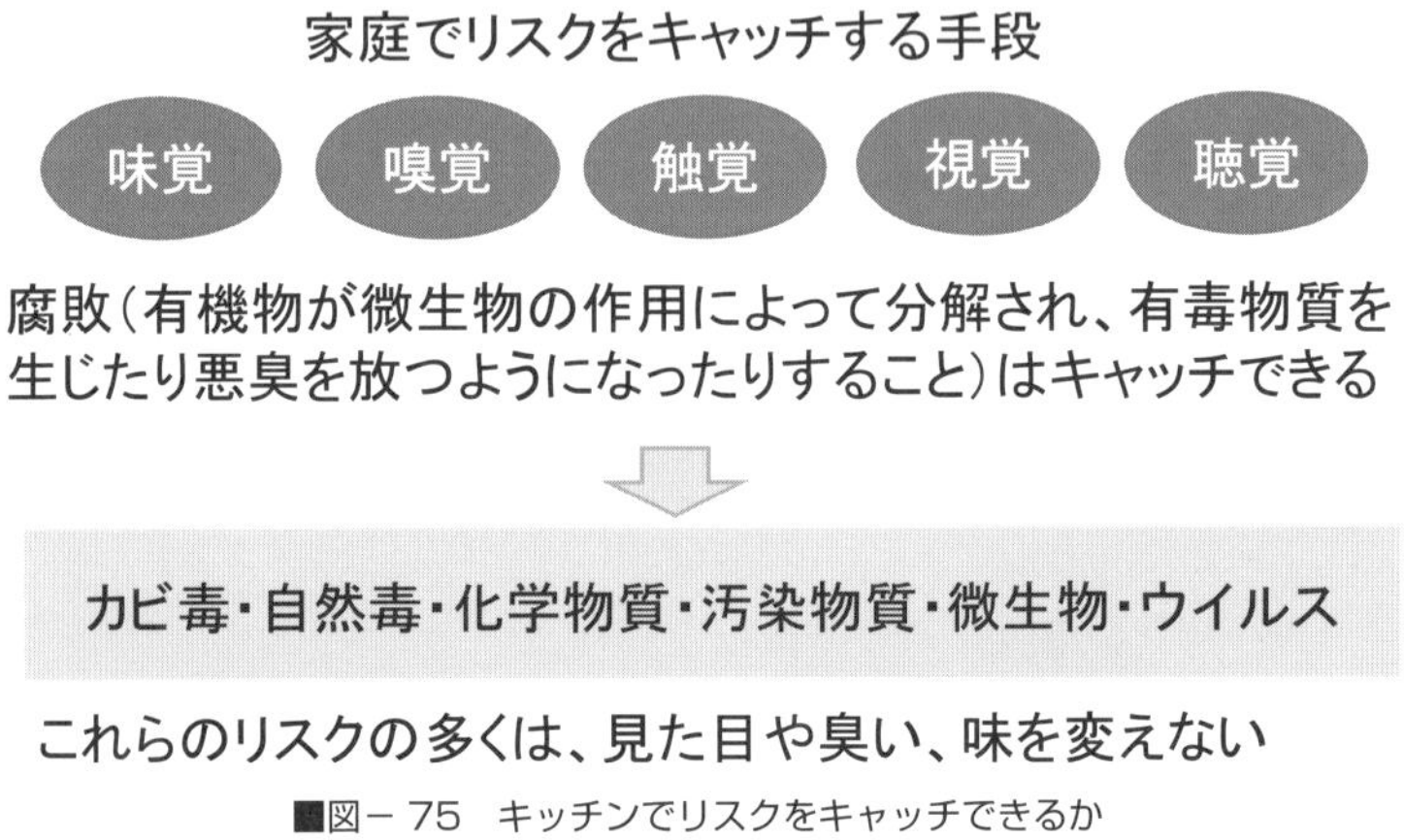
家庭でリスクをキャッチする手段
味覚
嗅覚
触覚
視覚
聴覚
腐敗（有機物が微生物の作用によって分解され、有毒物質を生じたり悪臭を放つようになったりすること）はキャッチできる
カビ毒・自然毒・化学物質・汚染物質・微生物・ウイルス
これらのリスクの多くは、見た目や臭い、味を変えない

■図－75　キッチンでリスクをキャッチできるか

しかしながら、カビ毒、自然毒、化学物質、汚染物質、微生物、ウイルスというようなものの場合には、なかなかこの五感でもキャッチしにくいことがあります。要するに見た目や臭い、味が全然変わらないという特徴があるのです。ですから、これらが原因となっている場合には、いったいどんなものなのかを事前に知識としてしっかり持っていないと、これらのリスクをキャッチできないということになります。

●——調理とは安全とおいしさをつくること

そもそも、食材を調理する意味とは何でしょうか。それは、食べるための安全を確保することにほかなりません。

それとともに、調理により嗜好性を求めています。私たちはいくら栄養が優れているとか、これは体にいいとか言われても、最終的には口に入れて飲み込みますので、その過程で自分の嗜好に合わないときには苦虫をかみつぶしたような顔でごくんと飲み込まないとならないこともあるでしょう。でも、それではなかなか継続して食べることはできません。やはり自分の嗜好に合うことが食べるためのとても重要な要素になってきます。

調理には嗜好に合うようにするために、食品を変えていくという面もあります。そこには味、香り、テクスチャー、外観、温度、音という五感に関わる要素が関係しています。テクスチャーというのは耳なれない言葉かもしれませんが、口の中でかむ硬さとか粘りとか口触りとかそういうものを総称した言葉です。

●――苦味と酸味は毒物、腐敗のサイン

リスクをキャッチする手段とおいしさをキャッチする手段は同じで、五感で感じています。

味覚でキャッチできるとはどういうことかというと、味覚には甘味、塩味、酸味、苦味という四つの味、それプラスうま味というのがあります。この味の認知閾値、つまりそれぞれの味を認知できる範囲のことですが、図―76を見ると、甘味を感じる最低の濃度は0・4~0・7%、塩味は食塩で0・06%、酸味は塩酸の濃度で0・004%、苦味はキニーネの濃度で0・0003%です。このように、酸味と苦味は非常に低い濃度で認知できることが分かります。

腐敗に関わる味は、酸味と苦味で、毒性が強いものなどに附随して出てくるのは苦味です。ですから、苦味や酸味を感じるときは、毒物、腐敗のサインであるということが言えます。

苦味や酸味の閾値が低いということは、やはり我々の体に毒物などを受け入れないようにするための防御作用があるのではないかと考えられています。

食べるために安全とおいしさをつくる

おいしさを決める要素
味　香り　テクスチャー　外観　温度　音

リスクをキャッチする手段とおいしさをキャッチする手段は同じ

味覚
苦味、酸味→毒物、腐敗のサイン
認知閾値が低いのは防御作用

成分	認知閾値（%）
砂糖（甘味）	0.4～0.7
食塩（塩味）	0.06
塩酸（酸味）	0.004
キニーネ（苦味）	0.0003

■図－76　食材を調理する意味

安全とおいしさを調理でどう両立するか

さて、調理の操作方法という観点で見てみますと、非加熱調理操作、加熱調理操作、そして調味つまり味をつけるという三つの段階があります。

その調理でどのようなことが行われているかをみると、有害物質を除去する、不味成分を除去する、加熱による成分変化により嗜好に合うように変える、加熱により微生物を死滅させて安全にする、酵素を失活させて変化を抑える、さらに、調味料を添加してより嗜好に合うようにしていくなどです。

この非加熱調理操作、加熱調理操作、調味が、それぞれリスクにどのように関わっていくのかということを具体的にみていきたいと思います。

2 非加熱調理操作

洗うことはとても大事

非加熱調理操作の中で、私たちは当然のように洗うということをしています。もちろん人間が調理をする場合、いろいろなところを触っていますし、そこにはさまざまな微生物が存在しています。そのため、調理

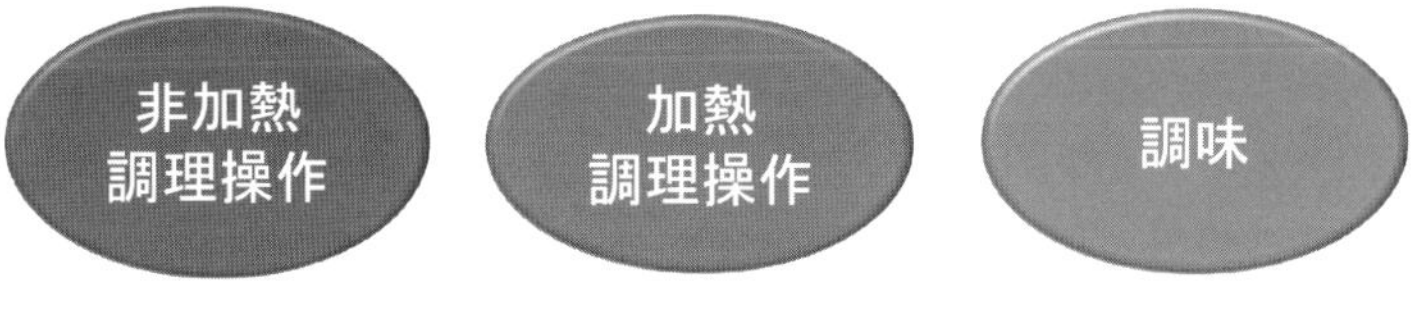

非加熱調理操作
加熱調理操作
調味

■ リスクを低減するための調理
- 有害物質の除去
- 不味成分の除去
- 加熱による成分変化
- 加熱による微生物を死滅
- 酵素の失活
- 調味料の添加

■図－77　安全とおいしさを両立する調理

をするときには、より安全にするために手を洗います。

例えば鶏肉を触った手にどれぐらい菌があるのかを、調べてみたところ、図―78に示したようになりました。これを見ると、鶏肉の表面にはさまざまな微生物があることが分かります。鶏肉を触った手を石けんで洗うときれいになり、何の菌もなくなります。やはり洗うことはとても重要だということが分かります。

次に、まな板に付着した細菌を見てみますと、鶏肉を切った後の状態ですが、中性洗剤で洗った場合、少しは減少していますが、なかなか落ちないものもあることが分かります。その原因にスポンジが関わっています。一方、熱湯をかけると、細菌はほとんどなくなっているということが分かります。

意外に落とし穴になっているのがスポンジです。スポンジはきれいにするために使っているのですが、スポンジの表面を調べてみると、たくさんの菌がついていることが分かります。ですから、スポンジも使い終わったらきれいに洗って、なるべく水は絞り、時々は熱湯をかけてスポンジの中にある菌をできるだけ死滅させておくことが大事だということになります。

最近、ノロウイルスをはじめさまざまな食中毒が発生していますけれども、これらの予防には手洗いが大きなポイントとしてあげられていま

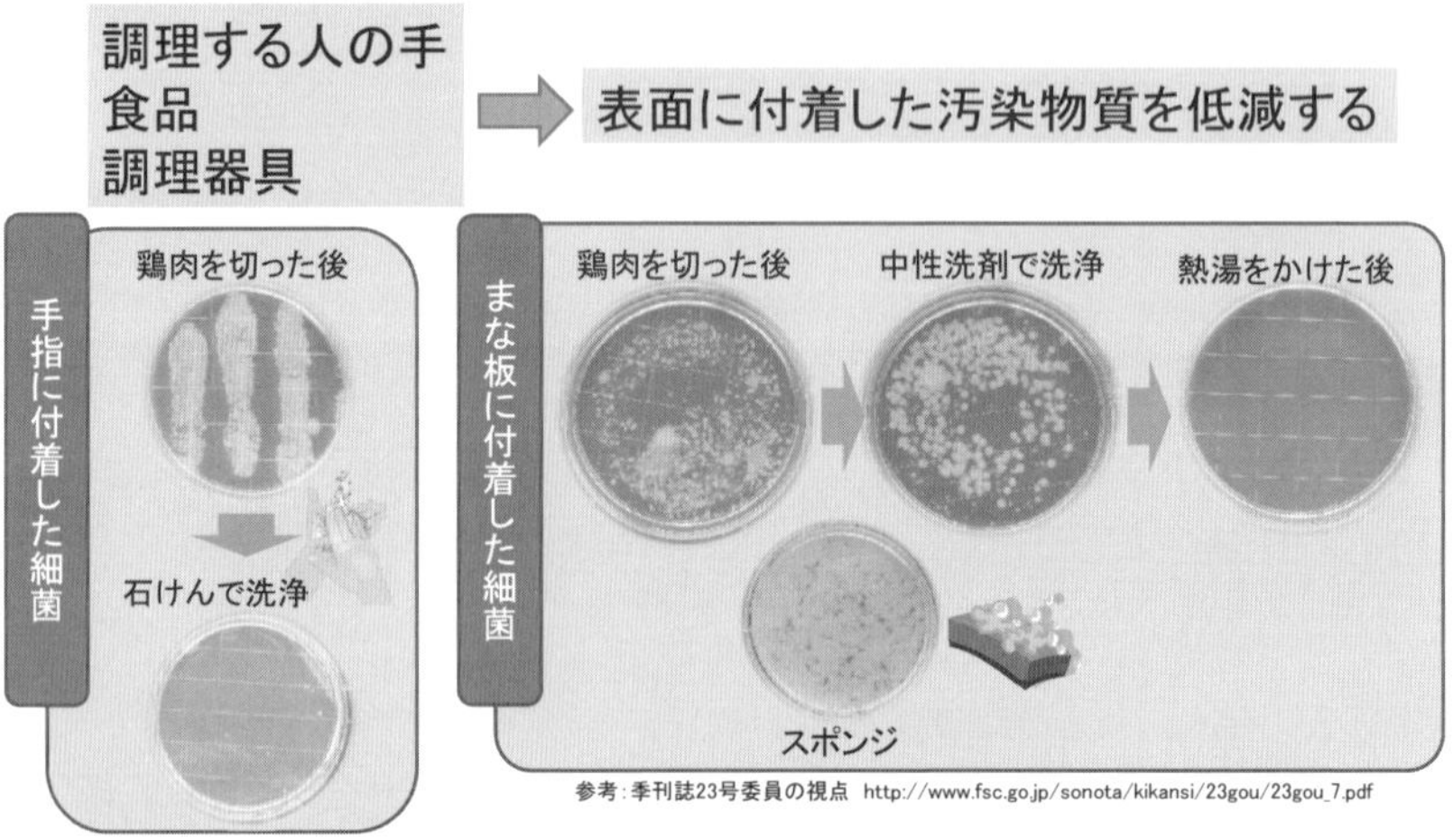

調理する人の手
食品
調理器具
表面に付着した汚染物質を低減する
手指に付着した細菌
鶏肉を切った後
石けんで洗浄
まな板に付着した細菌
鶏肉を切った後
中性洗剤で洗浄
熱湯をかけた後
スポンジ
参考：季刊誌23号委員の視点 http://www.fsc.go.jp/sonota/kikansi/23gou/23gou_7.pdf

■図－78　洗うことによる汚染物質の低減

す。

●——切るのは有害成分を取り除くため

非加熱調理操作の「切る」ことについてです。「切る」とは皮をむいたり切り除いたりすることですが、ここではジャガイモとフグ毒を取り上げてみます。

ジャガイモには、芽の部分に多く含まれているソラニンというグリコアルカロイドという有害物質が存在します。私たちがふだん食べる中身の部分にも少量ありますが、これぐらいは問題ありません。でも、皮や芽の部分には桁が二つ違うほどの量が含まれています。葉の部分にはもっと多くの有害物質があります。ですから、皮をむいて食べるとか、芽の部分はしっかり取ることが大事になってきます。

30年ぐらい前までは、小学校でジャガイモの調理が授業にあったのですが、何しろ子どもたちの包丁の使い方が年々できなくなってきて、実習時間内にできあがらないというので、落とされていっています。皮をむくことができるととても達成感があって、調理をするモチベーションがぐんと上がるのですが、そこになかなか行き着かないという現状があります。

ジャガイモ、フグ毒など ⇒ **有害な部分を取り除く**

ジャガイモ

有害物質：グリコアルカロイド

部位	グリコアルカロイド含量（mg/kg）
皮をむいたイモ	46
皮	1430
芽	7640
葉	9080

J. Agrc. Food Chem., 46, 5097 (1998)

部位	塊茎の緑皮	塊茎の芽付根の部分
毒性	中	中
食用の可否	×	×

厚生労働省：http://www.mhlw.go.jp/topics/syokuchu/poison/higher_08.html

フグ毒

有害物質：テトロドトキシン

毒力の強さは、フグの種類および部位によって著しく異なる。

一般に肝臓、卵巣、皮の毒力が強い。

フグの種類・部位と食用の可否

種類	筋肉	皮	精巣
トラフグ	○	○	○
ゴマフグ	○	×	○
クサフグ	○	×	×
ハリセンボン	○	○	○

厚生労働省：http://www.mhlw.go.jp/topics/syokuchu/poison/animal_01.html

■図－79　切ることによって有害な部分を取り除く

よく小学校では、育てたものを食べようということでジャガイモを育てて食べるのですが、その際、その芽の中にはソラニンがあるとか、表面が緑色っぽい未熟な芋は食べないということが教えられてきました。現代ではそういうことがあまり知られていなくて、それを食べてしまったことによる学校での食中毒が問題になってきています。知識として知っておきたいことです。

フグ毒では、フグの種類によって肝臓や卵巣、さらに皮の部分にテトロドトキシンという強い毒性物質があります。これはよく知られていて、フグをさばくときにしっかりこれらを取り除かないといけないので、フグを調理するのに免許が要ることは一般にも知られていると思います。

このように、切ることによってそもそも入っている有害な成分を取り除いて食べているということになります。

3 加熱調理操作

加熱調理操作と温度の関係はどうなっているのか

非加熱調理操作として「洗う」と「切る」を見てきましたが、次は加熱調理操作を見ていきたいと思います。

まず、ここでは調理操作の全体を見ていただくために、図にしてみました。加熱調理操作には、大きく分けて湿式加熱と乾式加熱の二つがあります（図―80）。

湿式加熱とは、水を熱媒体にして加熱をするものを言います。ゆでる、煮る、蒸す、炊く、というものです。炊くは煮るの一部ではあるのですが、ご飯を炊くことを取り上げていますので、別のものとして示しています。乾式加熱とは、空気や油が熱媒体になっているものです。焼く、炒める、揚げる、というものです。

加熱する熱媒体が水か空気か油かで温度が違ってきます。水は常圧で１００℃までですし、空気の場合は限りなく温度が上がりますし、油の場合は３００℃まで上がりそれを超えると油自体燃えます。実際に調理で使っている温度帯は約１５０℃～２５０℃で、この温度で私たちは調理をしているということになります。

電子レンジ加熱は、熱媒体が水や空気、油ではなく、マイクロ波の電波の照射により食品の水分を発熱させ、その熱が伝わっていくというもので、湿式加熱や乾式加熱とは熱の伝わり方がまったく違っています。

●おいしさを目安にした加熱調理は安全？

食品の成分に目を向けていきたいと思います。特に私たちがおいしいと感じるテクスチャーに関わる部分の成分に注目していきます。一つは米など穀類に関係しているでんぷんです。それから食物繊維、そして、

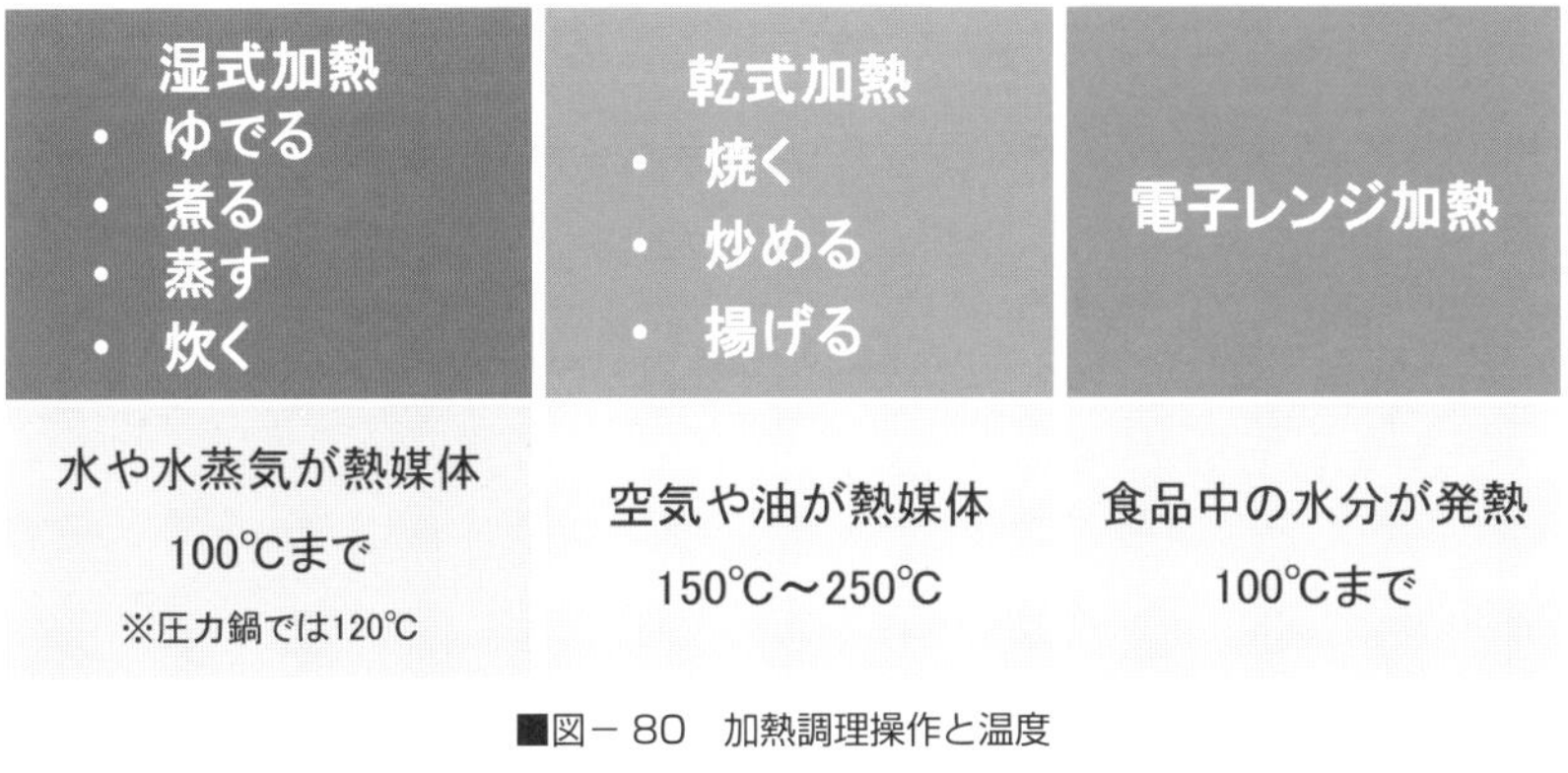
湿式加熱
・ゆでる
・煮る
・蒸す
・炊く
乾式加熱
・焼く
・炒める
・揚げる
電子レンジ加熱
水や水蒸気が熱媒体
100℃まで
※圧力鍋では120℃
空気や油が熱媒体
150℃～250℃
食品中の水分が発熱
100℃まで

■図－80　加熱調理操作と温度

肉や魚に代表されるようなタンパク質です。

これらの成分はテクスチャーに関わっているのですが、でんぷんはだいたい65℃から80℃で糊化というのり状になっていく状態変化があります。この状態変化は、人によってどれぐらいの粘り気がいいとか悪いとかというような人の嗜好性に大きく関わっています。

食物繊維はだいたい85℃から90℃で軟化します。要するに野菜がやわらかくなる、芋がやわらかくなるというようなこともこの食物繊維の部分に関わるのですが、食べたときにどれぐらいの硬さかというところに大きく関わるものです。

タンパク質は、肉や魚に多く含まれますが、熱によって凝固していきます。凝固していってテクスチャーが変化するのですが、その温度帯は約50℃から80℃です。

この変化する温度と変化したテクスチャーによって、私たちがどういうところをおいしく感じるのかというのを考えていきたいと思います。

●──日本人のおいしさを決める要素とは

ここで、ご飯や、おひたしなどの料理を思い浮かべてください。例えば卵豆腐のおいしいとはいったいどこに注目しているのかなと自分自身

成分	変化	温度	テクスチャー等の変化
でんぷん（米等）	糊化	65〜80℃	粘性
食物繊維（野菜等）	軟化	85℃〜90℃	軟化
タンパク質（肉・魚等）	凝固	50〜80℃	凝固、色

■図－81　おいしさを目安にした加熱調理は安全？

でちょっと考えてみましょう。だんごはどうだろう、煮豆は、ホウレンソウのおひたしは、というふうに、一つ一つ考えていただきたいのです。

ここに示した図は、それぞれの料理のおいしさがどういうところに関わっているのかをアンケートで答えていただいたものです。棒グラフの左側の部分はテクスチャー、右側の部分は味を示していますが、その結果はというと、卵豆腐は圧倒的にテクスチャー、要するにとろっという加減が大事、だんごもやわらかさであるとか粘り具合とかそういうことが大事という回答が寄せられました。

テクスチャーを重視している食べ物は意外に多く、ホウレンソウのおひたし、ご飯、こういうようなものに対する日本人のテクスチャーの好みは特徴的です。ホウレンソウのおひたしでは、やわらかいのがいいけれども、一部しゃきしゃきしているところを欲しています。ご飯にいたってはとても難しく、やわらかくて、粘りがあって、つやがあって、よぶんな水分は一切ない、という状態を欲していることから分かるように、とても厳しい条件を突きつけています。日本人は比較的このテクスチャーを重視しているという傾向にあります。

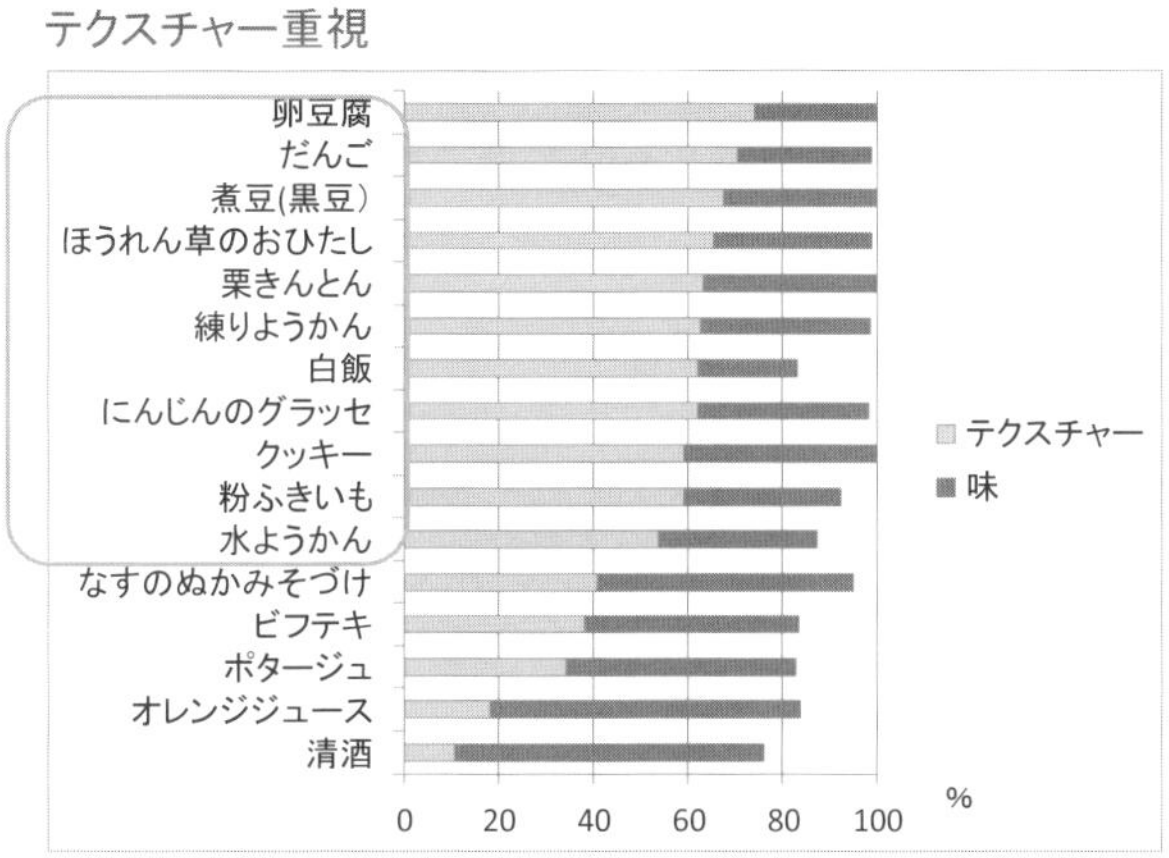

テクスチャー重視
卵豆腐
だんご
煮豆(黒豆)
ほうれん草のおひたし
栗きんとん
練りようかん
白飯
にんじんのグラッセ
クッキー
粉ふきいも
水ようかん
なすのぬかみそづけ
ビフテキ
ポタージュ
オレンジジュース
清酒
0
20
40
60
80
100
%
テクスチャー
味

出典：松元文子「食べ物と水」1988

■図－82　おいしさを決める要素～日本人の場合～

●——細菌やウイルスが死滅する温度はどのくらいか

加熱調理は、そのような特徴がある一方で、リスクを生み出す細菌が、加熱によって死滅する温度帯はどのくらいかを見ていきたいと思います。

加熱するものや条件により違いますが、例えば腸管出血性大腸菌は75℃で1分間以上、カンピロバクターは65℃で数分間、サルモネラ属菌は75℃で1分間あるいは81℃で15分間、リステリアは65℃で数分間、ノロウイルスは85℃から90℃で90秒以上と、こういう温度がこれらの菌を死滅させるというデータもあります。このため、家庭では十分に加熱(中心部を70℃以上で1分以上加熱)するなどの対策が必要です。なお、リステリアは4℃以下でも増殖するという特徴があります。

食べ物をおいしくする温度、つまりテクスチャーを変化させる温度、それから、こういう食中毒のリスクを低減させる温度と、この二つを頭に入れてほしいと思います。

●——米の加熱調理のヒミツ

では、具体的に個々の調理について見ていきたいと思います。

まず、米を炊くことです。私たちは、米を炊いて主食として食べてい

細菌	調理時の食材の中心温度と加熱時間
腸管出血性大腸菌	75℃ 1分
カンピロバクター	65℃ 数分
サルモネラ属菌	75℃ 1分 61℃ 15分
リステリア	65℃ 数分 4℃以下でも増殖
ノロウイルス	85〜90℃ 90秒間以上

■図－83 細菌やウイルスが死滅する温度

ます。生のでんぷんは消化吸収されませんし、生の米は食べてもまったくおいしくないです。加熱、糊化することで消化吸収できるようになりますので、栄養摂取という面でもこの炊飯は重要です。

先ほどの図―82のように、日本の人のご飯へのこだわりはとても厳しいものがあります。炊飯の加熱調理について一般的な炊飯器の温度履歴を図―84に示しました。最初に40℃まで温度を上げて吸水させています。そこから熱をかけて強火にして100℃まで到達させ、それから、中火、弱火というふうに火力を調節して100℃を維持しています。この火力の調節がなぜ必要なのかというと、答えは米に対する水の量と関係しています。米と水の割合が体積比でいうと1対1・2、これが多くの人がおいしいと思う米と水の割合です。この割合で炊くと、だいたい中火ぐらいにして5～6分たつと、水は、見た目にはほとんど米の中に吸収されます。それ以上同じ火力で加熱すると当然のことながら焦げていきます。それで、中火、弱火と火力を調節するわけです。昔はまきで炊いていたため、火力を調節することがとても難しかったので、火加減を自動化した自動炊飯器ができたときには、ご飯を炊くという大変な苦労から解放されて、とてもありがたかったわけです。今はよりおいしくということで、米の吸水温度を40℃にしたり、その後の火力を変化させたり釜の材質を変えるなど器具の開発も発達しております。

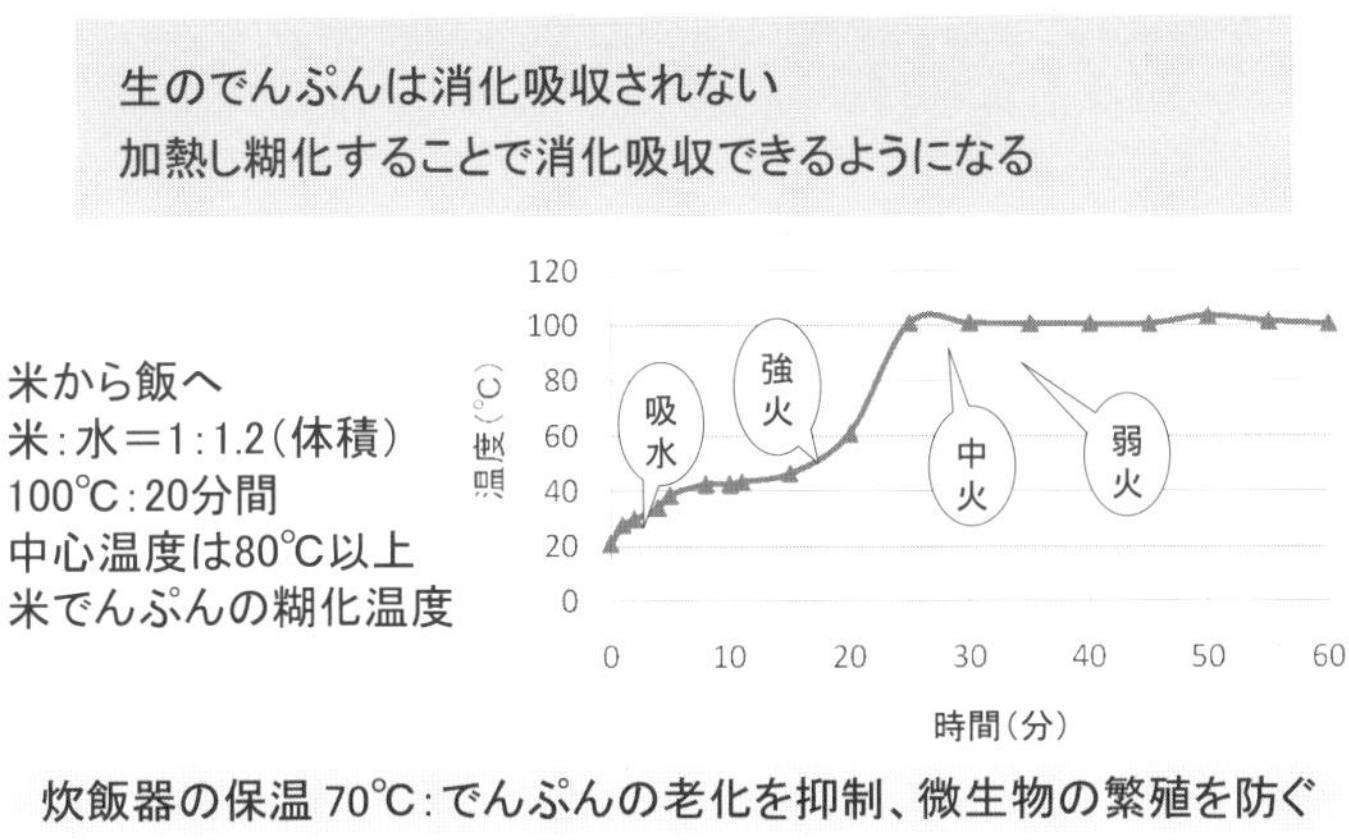

生のでんぷんは消化吸収されない
加熱し糊化することで消化吸収できるようになる
米から飯へ
米:水＝1:1.2(体積)
100℃:20分間
中心温度は80℃以上
米でんぷんの糊化温度
温度(℃)
120
100
80
60
40
20
0
0
10
20
30
40
50
60
時間(分)
吸水
強火
中火
弱火
炊飯器の保温 70℃:でんぷんの老化を抑制、微生物の繁殖を防ぐ

■図－84　米の加熱調理

でんぷんは、むき出しになっていれば、だいたい65℃から80℃ぐらいで糊化しますが、米の中のでんぷんは、米粒の中に入っていますので、その温度では米粒がすべてやわらかくなるというわけではありません。米粒の組織の中にまで熱を伝わらせて、その中のでんぷんを糊化するためには、100℃を20分継続することが必要になってきます。そのため、吸水から蒸らしまで、炊き上がるまでに50分ぐらいの時間が必要となってきます。

このように100℃で時間をかけますから、米を炊いた後にはほとんどの菌は死滅していると考えられます。また炊飯器は70℃で保温していますが、これはでんぷんの老化を防ぐとともに、微生物の繁殖を防いで保存をしているということになります。

●—葉菜類の加熱調理のねらい

次に、野菜を見てみましょう。ホウレンソウの中には硝酸塩という物質が多く含まれています。これは、ゆでた後に水にさらす中で〝あく〟として出ていき、3〜4割ほど減少していきます。ホウレンソウに含まれている硝酸塩の硝酸イオンの量は3560±552mg／kgとなっていますが、他にもサラダ菜とか春菊、緑黄色野菜と言われるようなものに

硝酸塩は、葉菜類に多く含まれる
ゆでるなどの調理過程で、あくとして3〜4割減少する

我が国の主な野菜の硝酸塩含有量（1988年厚生労働省調査）

品目	硝酸イオン（mg/kg）
ホウレンソウ	3560±552
サラダホウレンソウ	189±33
結球レタス	634±143
サニーレタス	1230±153
サラダ菜	5360±571
春菊	4410±1450
チンゲンサイ	3150±1760

出典：農林水産省「野菜中の硝酸塩に関する情報」

硝酸塩とは・・・
植物がタンパク質を合成するために必要な物質のひとつ。ヒトの体内に入ると、亜硝酸塩に変化する可能性があり、メトロヘモグロビン血症、ニトロソ化合物生成に関与する恐れがあるとされている。
参考：食品安全委員ファクトシート「硝酸塩」

■図－85　葉菜類の加熱調理

多く含まれています。なお、ホウレンソウでは、この硝酸塩だけではなくてシュウ酸という成分も多く、これも〝あく〟に関わっています。

●――鶏卵の加熱調理はどちらが好き？

今度はタンパク性の食品について見ていきます。

まず卵です。卵はサルモネラ属菌の汚染が心配になります。卵は、殻の外側にサルモネラ属菌などが鶏から産み落とされたときに卵殻についているかもしれない。現在、流通される前に次亜塩素酸ナトリウムを含む水で洗浄殺菌して出荷されています。ですから、流通のところでは、サルモネラ属菌はたぶん付いておらず、万が一あったとしても非常に少ないと考えられています。

しかしながら、古くなると殻の外側から細菌が入ってくる可能性もあるので、卵を生で食べるときには、賞味期限を守って食べてください。冷蔵庫で保存していれば賞味期限を多少過ぎても加熱をすれば大丈夫でしょう。

卵は殻に包まれていますので、中心部分まで熱が到達するのに時間がかかります。中心温度の変化をゆで卵で見てみますと、沸騰継続5分ではまだ卵黄は固まりません。9分で固まっているように見えますが、中

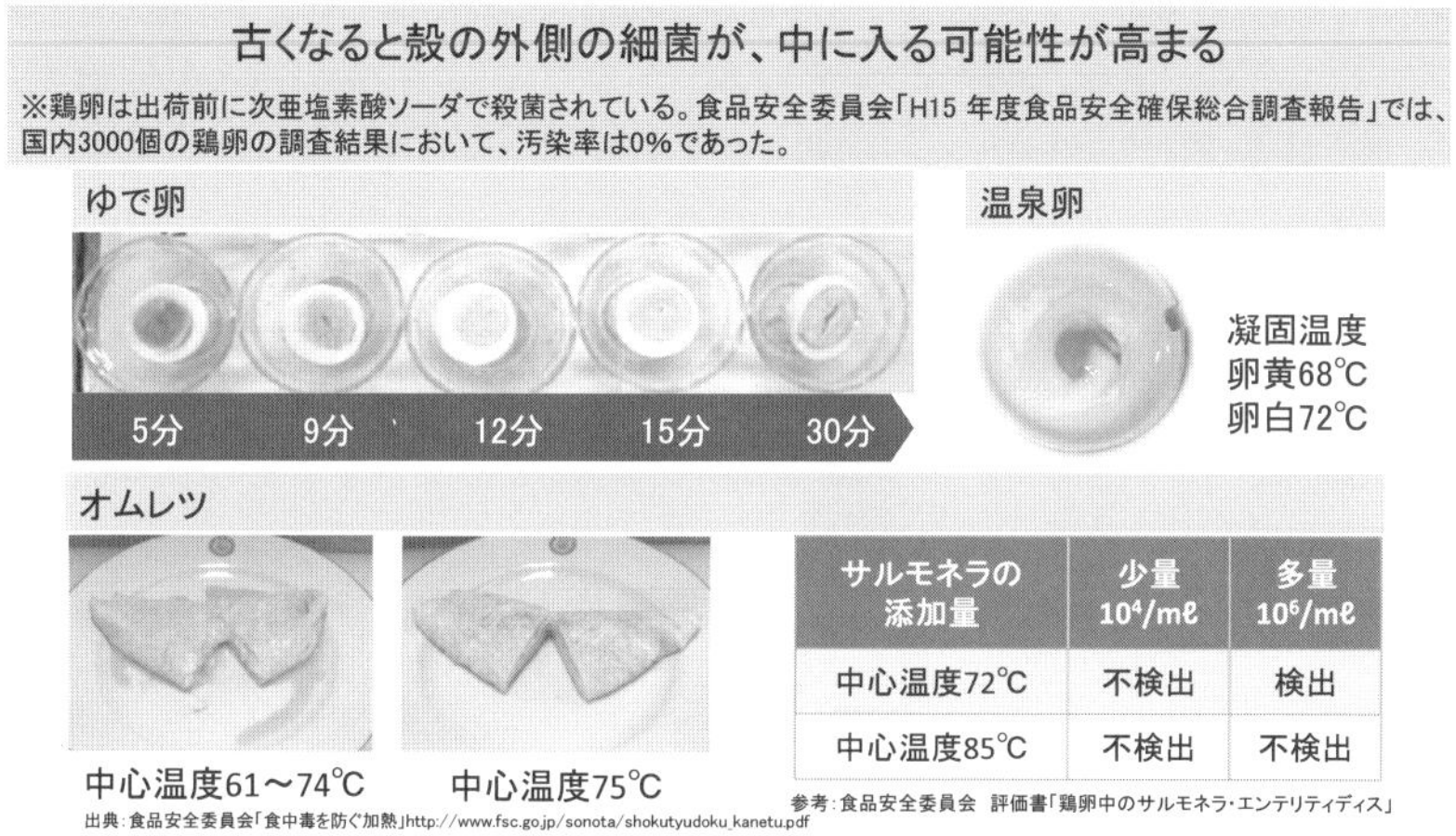

古くなると殻の外側の細菌が、中に入る可能性が高まる
※鶏卵は出荷前に次亜塩素酸ソーダで殺菌されている。食品安全委員会「H15 年度食品安全確保総合調査報告」では、国内3000個の鶏卵の調査結果において、汚染率は0%であった。
ゆで卵
5分
9分
12分
15分
30分
温泉卵
凝固温度
卵黄68℃
卵白72℃
オムレツ
中心温度61～74℃
中心温度75℃

サルモネラの添加量	少量 10^4/mℓ	多量 10^6/mℓ
中心温度72℃	不検出	検出
中心温度85℃	不検出	不検出

参考：食品安全委員会　評価書「鶏卵中のサルモネラ・エンテリティディス」

出典：食品安全委員会「食中毒を防ぐ加熱」http://www.fsc.go.jp/sonota/shokutyudoku_kanetu.pdf

■図－86　鶏卵の加熱調理

心のところはほんの少しですがまだ固まっていません。12分でしっかり固まり、15分でよく固まっています。30分経過すると、卵黄の周辺が少し黒ずんでいます。この黒ずんでいるのは、卵黄に入っている鉄分と卵白に含まれているタンパク質から分解された硫化水素が出会って、硫化第一鉄という成分ができるからです。毒性があるわけではないですが、風味が悪くなります。

温泉卵は、殻のまま加熱してつくりますが、卵黄が少し凝固していて、卵白が生の状態であるのが特徴です。外側から内側に熱が移動していくのに、どうして内側の卵黄が凝固しているのか不思議ですが、それは卵白と卵黄に含まれているタンパク質の凝固温度が異なるからです。卵黄は68℃で凝固し、卵白は72℃で凝固します。卵黄のタンパクと卵白のタンパクは1種類ではないので、50℃ぐらいから微妙な変化はありますが、卵黄が一気に粘性が変わる、卵白も一気に白くなって変化していく、そのポイントの温度が、それぞれ68℃と72℃ということです。

オムレツについて見てみましょう。中心温度が61℃から74℃では半熟状態で、中からとろっと出てくるのですが、中心温度が75℃になると、ほとんど固まっていて出てきません。これには凝固温度が関わっています。

サルモネラ属菌の添加実験をみますと、中心温度が72℃になっても、多量に菌を添加した場合には菌が検出されます。要するに完全に死滅していません。中心温度が85℃の場合は、添加した量が少量でも多量でも菌は検出されません。すなわち、完全に死滅しています。

さて、皆さんはどちらのオムレツをお食べになりますか。

●―肉の加熱調理①～中心温度がカギ～

肉について見てみましょう。牛、豚、鶏などの体内のどのようなところに細菌やウイルスは存在するのでしょうか。普通は気道と消化管などの中に存在していて、筋肉にはほとんど存在しません。肉を食べるときに注意が必要なのは、肉の表面です。肉を切り落として、流通している間に表面が汚染されるということがあります。それで、ビーフステーキは、表面を必ず焼いて食べるわけです。

どれぐらいの加熱時間で中心温度がどのように変わるのかを見てみましょう。1分間の加熱で37・5℃、2分間加熱で43・4℃、3分間加熱で53・9℃、4分間加熱で63・9℃、5分間加熱で71・3℃となりました。レア、ミディアム、ウェルダンとビーフステーキの焼き方がありますが、加熱時間によって中心温度はこのように違っています。

筋肉の内部は無菌ですから、生の状態であっても牛肉は大丈夫ということになります。ただし、ハンバーグのように肉をミンチにしてつくるものは、ミンチにした肉の周りに菌が存在する可能性があります。また、肉でも筋切りやテレダライズ処理したものは肉の内部まで細菌等の

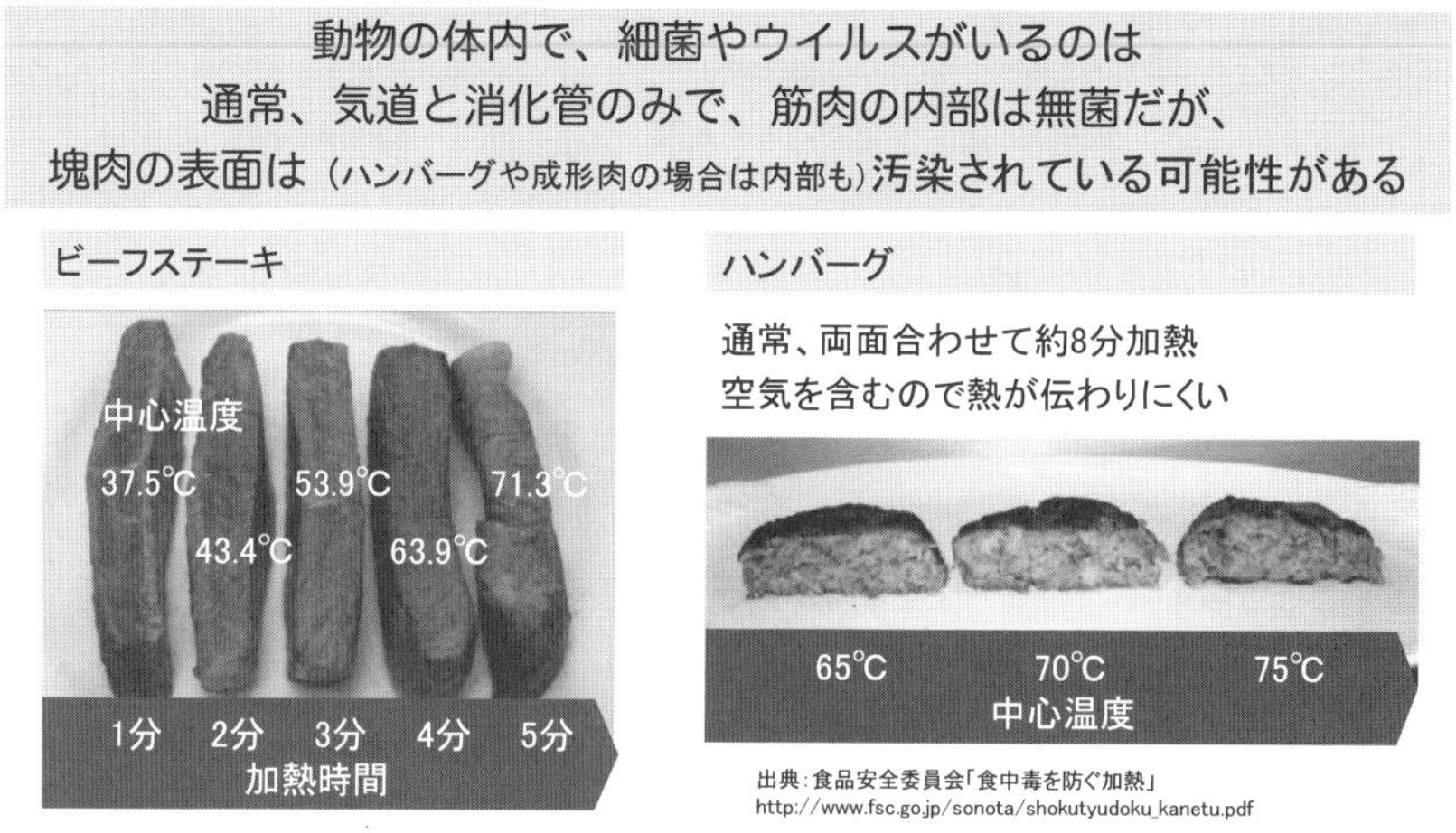
動物の体内で、細菌やウイルスがいるのは
通常、気道と消化管のみで、筋肉の内部は無菌だが、
塊肉の表面は（ハンバーグや成形肉の場合は内部も）汚染されている可能性がある
ビーフステーキ
中心温度
37.5℃
43.4℃
53.9℃
63.9℃
71.3℃
1分
2分
3分
4分
5分
加熱時間
ハンバーグ
通常、両面合わせて約8分加熱
空気を含むので熱が伝わりにくい
65℃
70℃
75℃
中心温度
出典：食品安全委員会「食中毒を防ぐ加熱」
http://www.fsc.go.jp/sonota/shokutyudoku_kanetu.pdf

■図－87　肉の加熱調理

汚染が広がりますので、しっかり加熱はしなくてはいけないということになります。また、ハンバーグはいろいろな材料と混ぜ合わせてこねますから、その中には空気が含まれ熱が伝わりにくくなります。ハンバーグの場合は厚さも関係しますが、両面合わせて約8分間の加熱が必要になってきます。ビーフステーキが5分間加熱で中心温度が71℃くらいですから、ハンバーグは熱が伝わりにくいことが分かると思います。ハンバーグは、中心温度が65℃では真ん中はまだ赤く、70℃でもわずかに赤みが残っており、75℃で中心の色が変化しています。ちなみにこの肉の色の変化はだいたい60℃ぐらいで起こります。

●―肉の加熱調理②～蓋の効果は大きい～

次に、蓋の効果について見ます。肉を加熱するときには蓋をするかしないかが殺菌に非常に大きく関わってきます。

ここで示した表はハンバーグにわざわざO157菌を植えつけて、加熱し菌が残っているかという実験をしたものです。つまり、ハンバーグをつくって、多量の菌を植えつけて、蓋をする、しないによって加熱をした後の残り具合に差があるかと調べたものです。蓋をしていない場合、片面5分で裏返して、また1分、2分、2分、合わせて10分間加熱しているのですが、10万個（10の5乗）という多量の菌を植えつけたものには最後まで菌が残っていることが分かります。百個（10の2乗）程度の少量の場合は合計8

分間加熱したところで死滅したことが分かります。

蓋をして加熱をするとどうなるでしょうか。片面を2分間焼いて裏返す、または片面を3分間焼いて裏返すという方法で比べてみますと、片面2分では焼き上がりに若干まだ菌が残っている、次に片面3分焼きだと、菌を多量に植えつけたほうも、少量のほうも両方とも菌がなくなっています。蓋の効果はとても大きいことが分かります。

ミンチ肉や鶏肉は熱が通りにくいので、蓋をして、より熱を通すということをやっていただきたいと思います。

実験条件　ハンバーグ　：　重量65g、厚さ1.5cm、生菌数2.9×10^3個
菌液（O157）の接種　：　培養菌液1mℓをハンバーグ内10カ所に接種
焼き方　：　ホットプレートの温度が200℃に達した時にハンバーグを載せた

蓋をしない場合

時間	加熱経過	10⁵個/g 接種 中心温度（℃）	10⁵個/g 接種 生き残り菌数（個/g）	10²個/g 接種 中心温度（℃）	10²個/g 接種 生き残り菌数（個/g）
5分	加熱開始	18	2.6×10^5	18	4.8×10^2
	うら返し				
1分	中心部：75℃	75	1.4×10^5	75℃	4.0×10^1
1分	うら返し	81	1.3×10^4	79	＋
	1分経過	87	＋	86	＋
2分	焼き上がり	97	＋	92	－

＋は増菌培養で陽性（1gあたり40個以下）

接種菌数が少ない場合でも、中心温度75℃・1分以上の加熱で菌が生存

出典：東京都福祉保健局 健康安全研究センター　http://www.fukushihoken.metro.tokyo.jp/shokuhin/rensai/files/jikken02.pdf

蓋をした場合

菌数（個／g）	片面2分焼		片面3分焼	
加熱開始	2.7×10^5（25℃）	2.3×10^4（25℃）	2.7×10^5（25℃）	2.3×10^4（25℃）
うら返し	（38℃）	（N. T）	（62℃）	（56℃）
焼き上がり	3.6×10^4（63℃）	＋（N. T）	－（90℃）	－（87℃）

（　）は中心温度

蓋をして、片面3分（計6分）焼いた場合、菌は死滅

出典：東京都福祉保健局 健康安全研究センター　http://www.fukushihoken.metro.tokyo.jp/shokuhin/rensai/files/jikken02.pdf

■図－88　肉の加熱調理～蓋の効果～

●─魚の加熱調理①～寄生虫に要注意～

次は魚です。魚にはどのようなリスクがあるのでしょうか。魚には、細菌の腸炎ビブリオ★や寄生虫のアニサキス★などがついている場合があり、食中毒の可能性があります。魚をさばくときに、頭やエラ、内臓をとって、洗う、切るという作業で食中毒の危険性をかなり排除しています。内臓などをとった後は、まな板も洗う、包丁も洗う、ということをこまめにし、細菌や寄生虫を筋肉につけないことが、魚の場合は特に必要になってきます。

次に、焼くときには、タンパク質の凝固温度は50℃から60℃ですが、中心温度が75℃になる状態で1分間加熱すると安全になります。その際のグリルの温度設定と時間はどのようになっているかというと、1尾の魚の加熱時間はだいたい200～250℃で12分間が目安となっています。12分間でだいたい魚の中

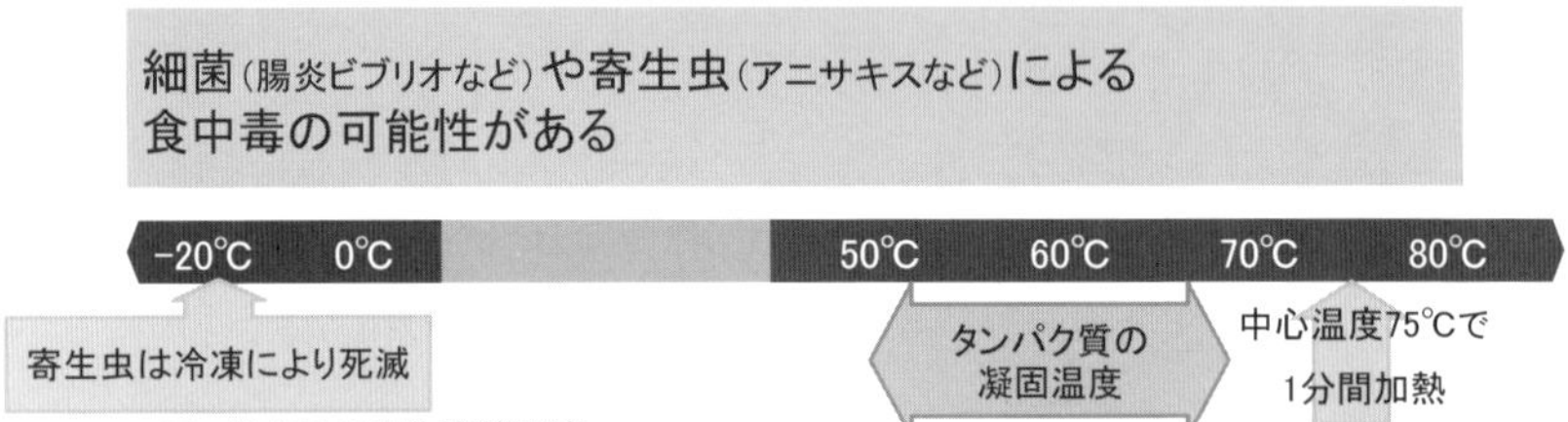

細菌（腸炎ビブリオなど）や寄生虫（アニサキスなど）による
食中毒の可能性がある
−20℃
0℃
50℃
60℃
70℃
80℃
寄生虫は冷凍により死滅
タンパク質の凝固温度
中心温度75℃で
1分間加熱

アニサキスの寄生実態調査

（検査数）	部位	検出率（%）
マサバ（136）	内臓	95.6
	筋肉	44.1
ゴマサバ（26）	内臓	61.5
	筋肉	0
サンマ（164）	内臓	4.3
	筋肉	0

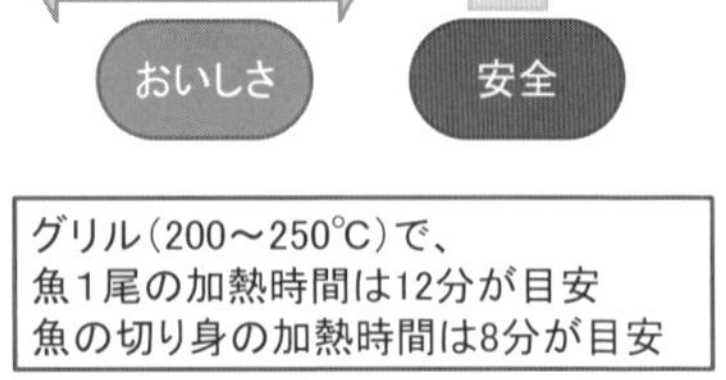

おいしさ
安全
グリル（200～250℃）で、
魚1尾の加熱時間は12分が目安
魚の切り身の加熱時間は8分が目安

出典：東京都福祉保健局 健康安全研究センター
http://www.fukushihoken.metro.tokyo.jp/shokuhin/anzen_info/anisakis/tyousa.html

■図－89　魚の加熱調理と寄生虫

★─腸炎ビブリオ
主に海水中に生息する好塩性の細菌で、これに汚染された鯖などの魚介類を生食あるいは加熱不十分で食べることによって感染し、下痢症状を起こす。夏に多く発生する。

★─アニサキス
寄生虫。鯖などを食べることによってヒトの体内に入り、胃粘膜に取り付いて強い痛みを引き起こす。

心までほどよく火が通って凝固しているという状態になります。切り身の場合は8分間が目安になっています。

アニサキスの寄生虫の実態について調査をした結果を図―89に示しました。魚の種類により異なりますが寄生虫の検出率を知り、寄生虫の存在を想定しながら、私たちは適切に処理し食べていくことが大切だと思います。

●―魚の加熱調理②～ヒスタミンによるジンマ疹を防ぐ～

魚にあたって、ジンマ疹のようなものが出たという例を見てみましょう。これは、ヒスタミンによる食中毒です。では、ヒスタミンの食中毒は、どんなものなのでしょうか。口の周りや耳たぶが腫れて、ジンマ疹のようなものが出てきたり、頭痛、発熱などの症状があらわれることがあります。このような症状はけっこうよく耳にします。

これはマグロ類やサバ類の赤身魚に多く含まれている「ヒスチジン」という物質が、細菌によって分解され、ヒスタミンが生成された結果起こります。魚を常温に放置したり、保存状態や扱いが悪かったりするとヒスチジンからヒスタミンが出てくることになります。

このリスクを低減させるには、魚の選び方と、保存の仕方に注意をし

マグロ類、カツオ類、サバ類などの赤身魚にはヒスチジンが多く含まれる
これらの魚を常温に放置するなど管理が不適切だと、
細菌（ヒスタミン生成菌）が増殖し、ヒスチジンからヒスタミンが生成する

ヒスタミン

熱に強く、
加熱調理しても分解されない

ヒスタミン食中毒：
数分後から60分くらいで口の周りや耳たぶが紅潮し、頭痛、じんま疹、発熱などの症状があらわれる。

予防法は、
衛生管理の徹底
鮮度の低下したものは食べない

我が国におけるヒスタミン食中毒の届け出状況（厚生労働省調べ）

届出年	件数	患者数
2007年	7	73
2008年	22	462
2009年	12	550
2010年	6	32
2011年	7	206

参考：食品安全委員会　ファクトシート「ヒスタミン」

■図－90　魚の加熱調理とジンマ疹

なくてはいけないということになります。ヒスタミンは熱に強く加熱調理しても分解されませんから、自分が食べる魚の保存の仕方に注意し、鮮度の低下したものは食べないことが大切になります。

●―加熱によって起こる問題とは

次に、食品の加熱によって生成されるリスクとして、アクリルアミドの問題を説明します。アクリルアミドは、ジャガイモのような炭水化物が多い食材を高温で焼いたり揚げたりする調理をしたときに、生成されます。

アクリルアミドは、ＩＡＲＣ（国際がん研究機関）においては「ヒトに対して恐らく発がん性がある」ものとして分類されるということ、それから、ＪＥＣＦＡ（ＦＡＯ／ＷＨＯ食品添加物専門家会議）の評価書によると遺伝毒性、神経毒性などが確認されているということで健康へのリスクが問題になっています。

ただし、これは、ジャガイモなどの炭水化物の多い食材を過度の高温で焼く、揚げるなどをした場合のことで、普通に１００℃でゆでたものは問題ありません。炭水化物の多い食品を必要以上に長時間、高温で焼いたり、揚げたりした場合発生するリスクであり、すごく焦げたりしているような状態にしないようにすることが大切です。要するにおいしくつくればいいのです。炒めるときには高温で炒めることが多いですが、時間は短いはずですので、過度に心配する必要はありませんが、ジャガイモをたくさん食べるようなときには、焼く、揚げるという調理法で、色を気にして食べていただければいいかと思います。

それから、多環芳香族炭水化物★は、肉、魚介類のくん製、網焼きなど直火で調理したもの、それから、植物油、穀物製品などに多く含まれています。これもヒトに対する発がん性が疑われており、食品を通じてヒトの体内に入る量についてＪＥＣＦＡで検討されているということですので、これもあまり多量に食べないということを心がけていってほしいと思います。

●―電子レンジによる加熱の仕組み

電子レンジの加熱は、周辺から中心に向かって熱が移動するのではなく、マイクロ波が照射されて、その照射を受け止めた水分子が発熱していくので、さまざまなところから

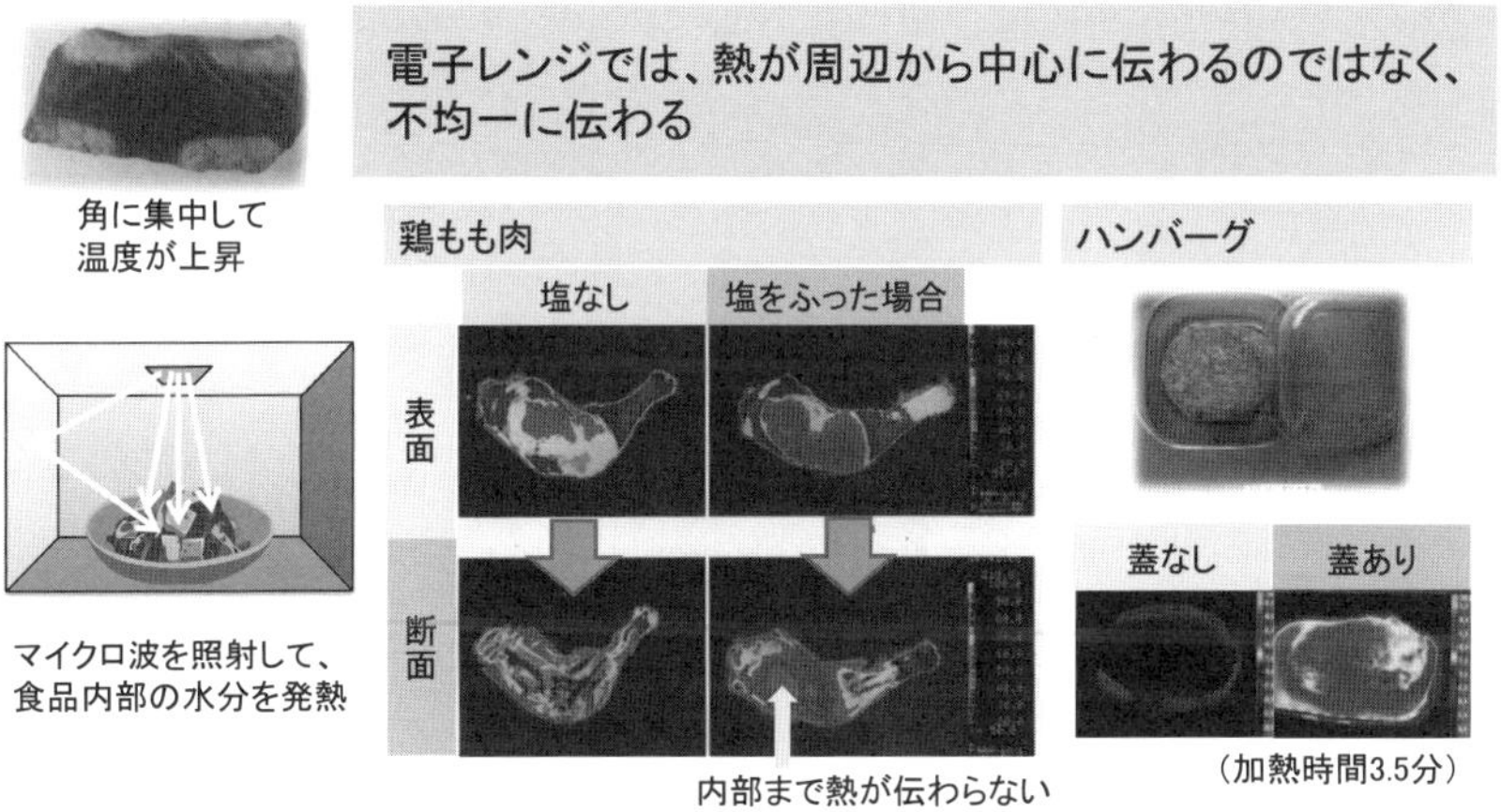

電子レンジでは、熱が周辺から中心に伝わるのではなく、不均一に伝わる
角に集中して温度が上昇
マイクロ波を照射して、食品内部の水分を発熱
鶏もも肉
塩なし
塩をふった場合
表面
断面
内部まで熱が伝わらない
ハンバーグ
蓋なし
蓋あり
（加熱時間3.5分）

食品安全委員会：「食中毒を防ぐ加熱」http://www.fsc.go.jp/sonota/shokutyudoku_kanetu.pdf

■図－91　電子レンジによる加熱調理

★―多環芳香族炭水化物
肉、魚介類のくん製、網焼きなど直火で調理した肉や魚介類、植物油、穀物製品などに含まれる。
ＩＡＲＣは、60種のＰＡＨｓを評価し、その中にはヒトに対する発がん性が疑われるものがあると報告している。ＪＥＣＦＡにおいて、食品を通じてヒトの体内に入る量が検討されており、健康への懸念は低いと結論づけられている。

熱が発生して伝導していきます。ですから、熱の伝導が不均一になるということをまず頭に入れてほしいのです。

実験では、鶏もも肉に塩をふった場合と塩をふらない場合で電子レンジによる加熱の比較をしたところ、塩をふると熱が通りにくくなるらしく、中までなかなか加熱されません。また、ハンバーグは、蓋の効果と焼く調理時間でも見ましたが、電子レンジでも蓋がないと熱が拡散していきますので、なかなか温度が上がりません。蓋があれば、その中で水蒸気が発生し、その水蒸気によって外側から中心に、熱伝導され、よく加熱されます。ハンバーグなどを加熱をする場合には、電子レンジでも蓋をしたほうがいいということになります。

コラム

電子レンジでは、鶏肉に塩をふった場合には表面ばかり加熱され中まで熱が伝わりにくかったり、一部分に集中して温度が上昇するのはなぜ?

よく分かっているわけではありませんが、塩をふることによって照射されたマイクロ波が中に入りにくく、それで中の熱が上がらないのだと考えられています。

また、電子レンジの特徴で、マイクロ波が均等に照射されるわけではないので、四角いものだと周辺に照射が集まるというような傾向があり、丸いものだと一部に集中する、というように加熱されるものの形によって違うことが知られています。

●――加熱温度と食品の中心温度はどうなっているか

これまで加熱調理について見てきましたけれども、加熱温度と食品の中心温度、それから、細菌の増殖の温度、そして、保存の温度をまとめてみました。

煮るとは約90℃から１００℃ぐらいの水の存在下で行います。揚げるとは１６０℃から１８０℃ぐらいの油の存在下で行います。焼くとは２００℃ぐらいの空気を介して行います。

この調理温度は、熱を伝導する媒体そのものの温度です。ですから、高温を使ったとしても、食品の中心温度はだいたい60℃から80℃ぐらいにたまるので、油で２００℃だから細菌は死滅した、もう大丈夫とはならないということです。この関係を頭に入れて、加熱時間、食品の厚さを考えて調理していただきたいと思います。

また、保存に関しては、30℃から40℃ぐらいが最も細菌が繁殖するわけですから、魚のところでもあったように、どのような保存をしていくのかが重要になってきます。冷蔵庫があり、何でも入れておけば安心だという思い込みがありませんか。冷蔵庫でも食品が接触すると、またそこで細菌が移動していきます。ただ温度だけを過信せず、どういう状態で保存するのかということも重要なのです。

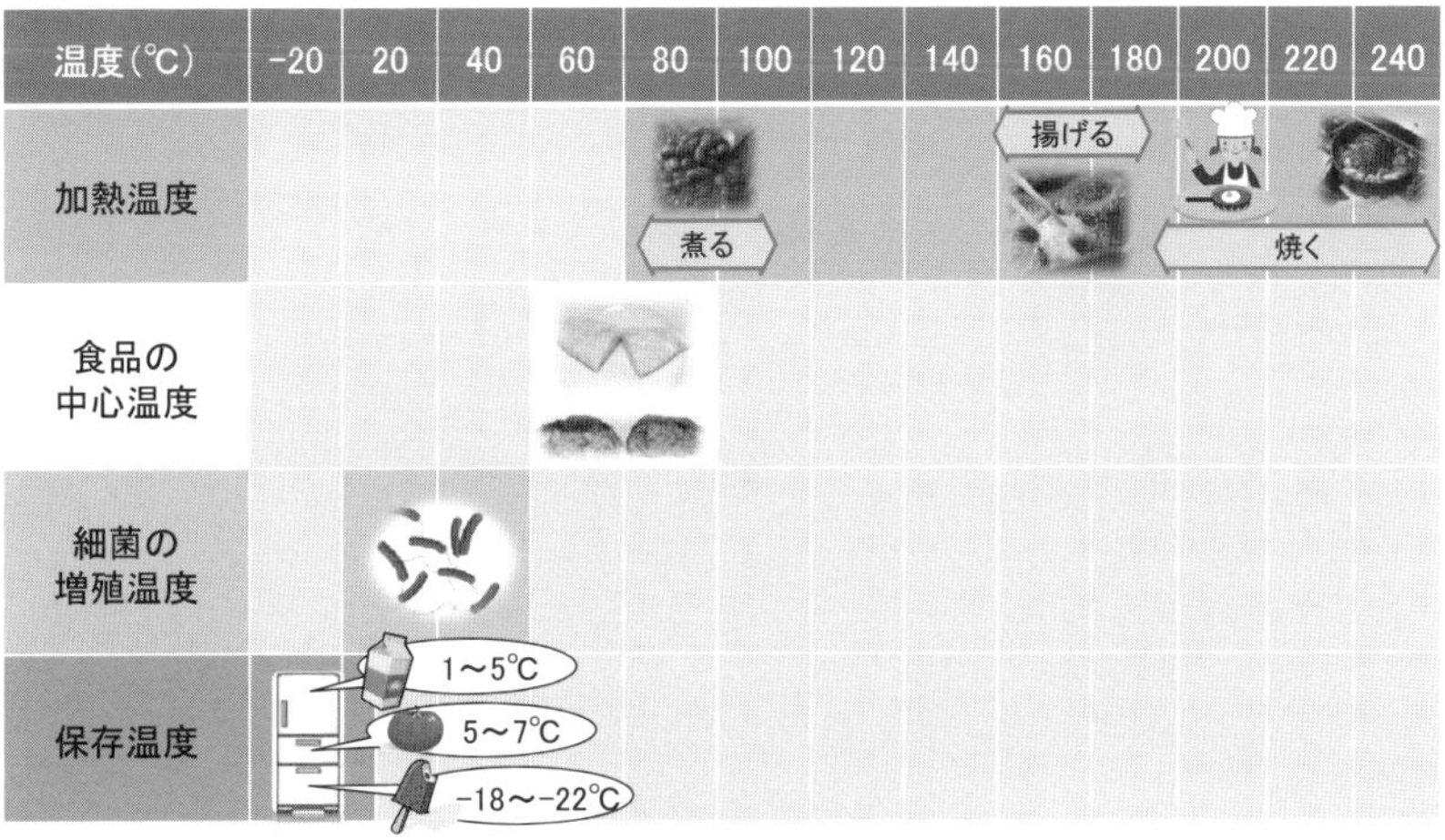
温度(℃)
-20
20
40
60
80
100
120
140
160
180
200
220
240
加熱温度
揚げる
煮る
焼く
食品の
中心温度
細菌の
増殖温度
保存温度
1〜5℃
5〜7℃
-18〜-22℃

■図－92　加熱温度と食品の中心温度

4　食品の保存

●—冷蔵庫を過信しない

保存に関しては、カビのことも少し気をつけていただきたいと思います。カビは少量ではなかなか見えにくいということもありますし、においが少し変化してきますが、味が大きく変わることがあまりないので分かりにくいところもあります。しかし、カビはカビ毒を発生しますし、カビ毒は熱に強く、加工調理をしてもほとんど毒性は低下しません。特にアフラトキシンなどは肝臓障害や発がん性の毒性があることが知られていますので、カビが生えたら食べないことを徹底していただきたいと思います。

低温で保存すれば安心なのかというと、低温でも増殖するリステリア菌もありますから、低温の冷蔵庫に入れておけば何でも安心というわけではないということも頭に入れておいていただきたいと思います。

コラム

カビが生えた食品は、カビの部分を取り除けば食べられる?

用心するに越したことはないと考えれば、カビが生えた食品は捨てたほうがいいと思います。家庭で生えるカビで強い毒素を出すのは非常にまれですが、子どもや、体が弱っている人、お年寄りなど免疫機

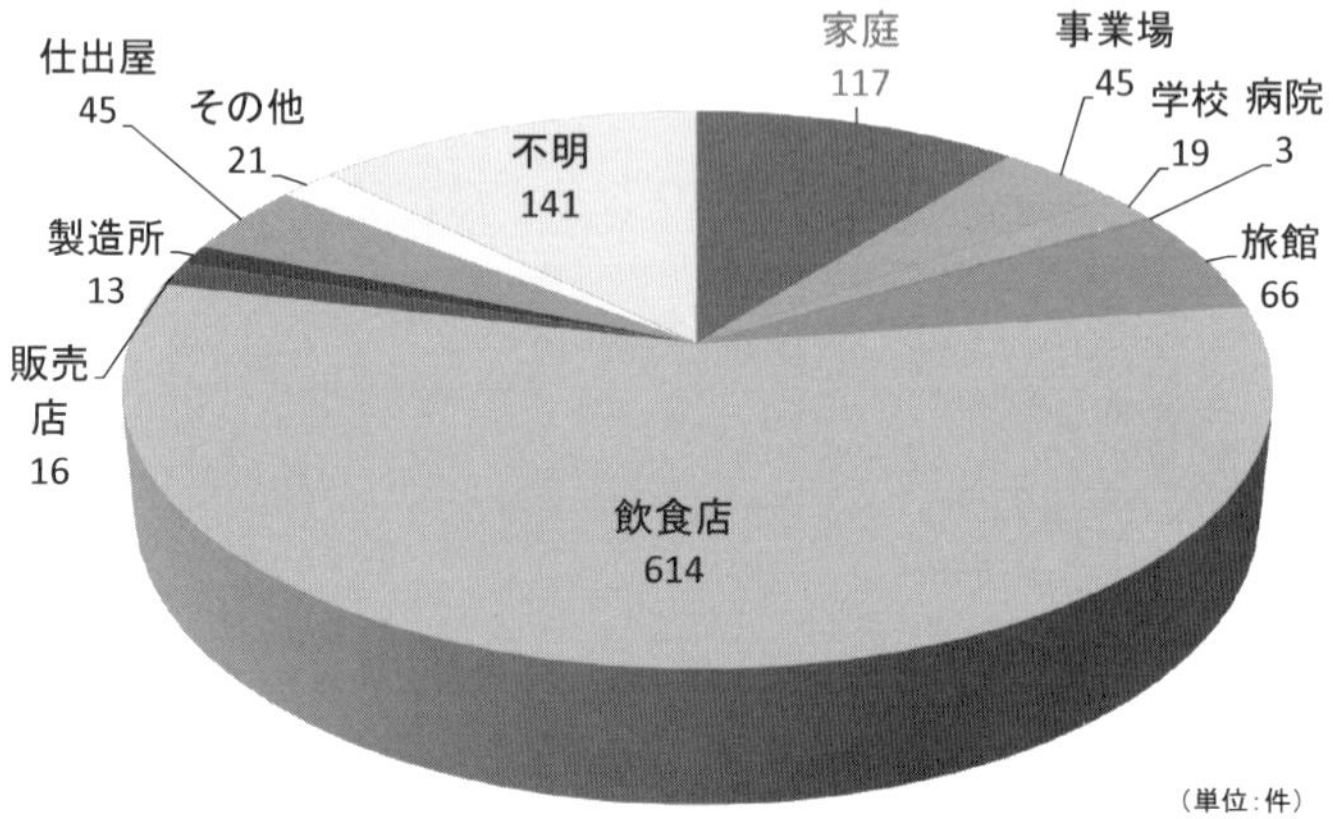

家庭
117
事業場
45
学校
19
病院
3
旅館
66
不明
141
仕出屋
45
その他
21
製造所
13
販売店
16
飲食店
614
（単位：件）

■図－93　食中毒の発生状況 2012 年（原因施設ごとの発生件数）

能の低くなっている方は、思い切って捨ててしまうのが安全だと思います。昔はお餅に生えたカビはそこだけとればいいとかよく言われたものですけれども、それを食べないと餓死してしまうことでもない限りは、豊かな社会でももったいないですけれども、捨てたほうが自分のリスクを少しでも引き下げるという意味では有効ではないかと思います。

●リスクマネジメント―あなたはどこまでできますか？

家庭では何件ぐらい食中毒が発生しているかを見ると、意外に多いことが分かります。

患者の人数でいうと非常に少ないのですが、件数はそれなりにあるので、これまで説明してきたような注意を守って調理をしていただきたい、そして自分で食べ物をつくる段階でのリスクマネジメントをしっかりやっていただきたいと思います。

お互いにいい食生活を、おいしく豊かな食生活をつくっていくために食品のリスクマネジメントをしっかりやっていただきたいと思います。

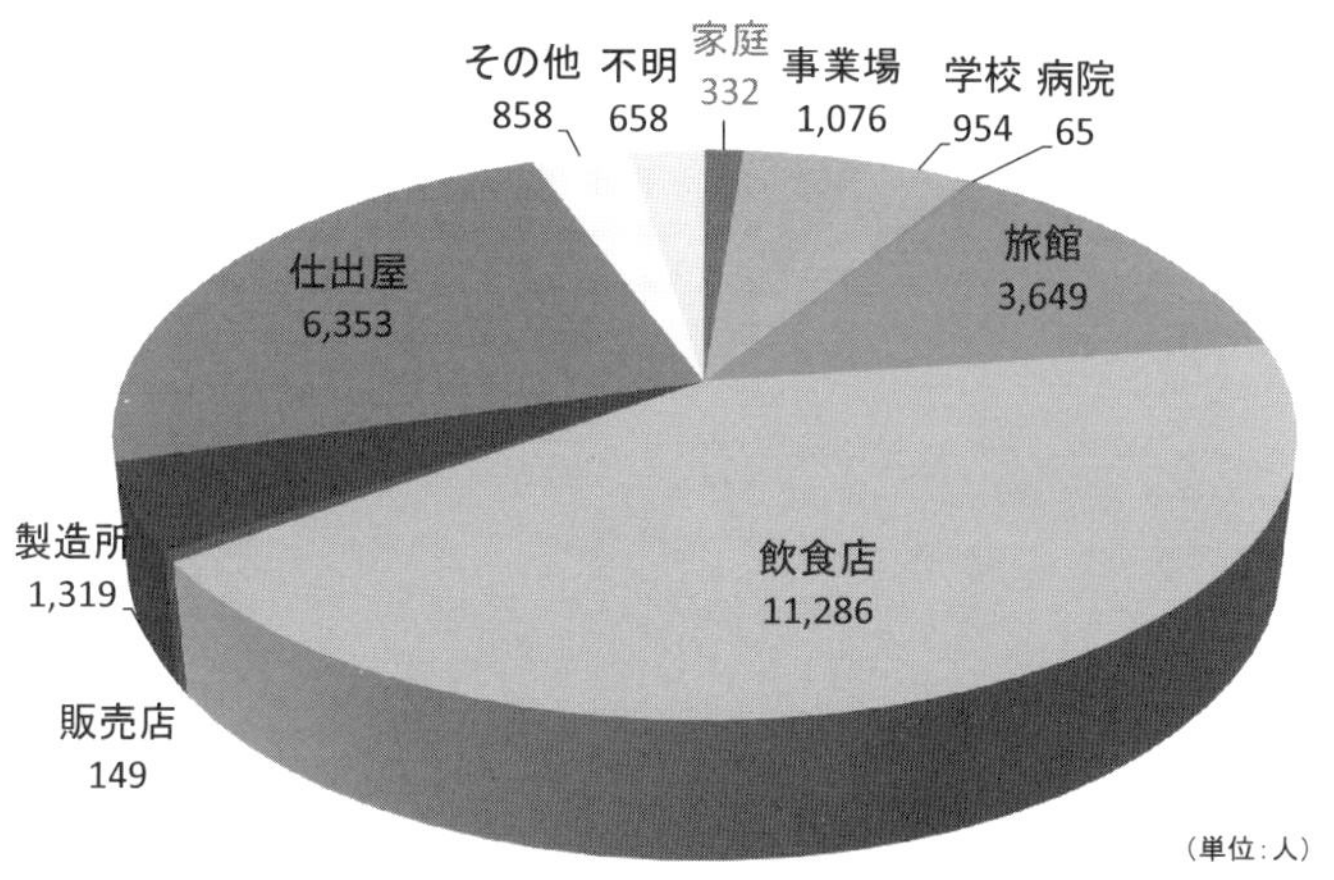

その他
858
不明
658
家庭
332
事業場
1,076
学校
954
病院
65
旅館
3,649
仕出屋
6,353
製造所
1,319
飲食店
11,286
販売店
149
(単位:人)

■図－94　食中毒の発生状況 2012 年（原因施設ごとの発生患者数）

コラム

ノロウイルスの食中毒で、食パンが原因という事例があったけれど、ノロウイルスはオーブンで焼いても死滅しないの？

食パンが原因で食中毒が発生した事例は、ノロウイルスを持っていた人が食パンが焼き上がった後に触って、それが付着したということであり、製造過程で発生しているわけではないというのがポイントとしてあります。ノロウイルスの場合は85℃から90℃で90秒間以上加熱すれば、不活化させることができます。ノロウイルスの食中毒で問題なのは、どこかのプロセスで汚染させてしまうことが問題なんです。ノロウイルスは食品の上では増殖しませんので、予防の決め手は汚染させないことに尽きます。ですので、特にトイレ周りの部分の消毒と、提供する食品を汚染させないための手洗いが重要です。また、手袋をはめたからといってその手袋の表面が汚れていてはまったく意味がありませんし、それから、ちょっとしたはずみで自分の衣服についたノロウイルスを手袋かあるいは素手で触って、そのままパンをつかんでしまうことで十分な菌数に汚染する場合があると思いますので、そのようなことにも注意が必要です。

食品の安全を守る賢人会議

◎——プロフィール

賢人の略歴（執筆順）

第1章　食べ物の基礎知識

村田　容常（むらた・まさつね）

昭和54年3月　東京大学農学部農芸化学科卒業
　　　4月　サッポロビール株式会社総合研究所研究員
57年4月　北里研究所及び北里大学薬学部研究員
61年10月　サッポロビール株式会社応用開発研究所研究員
62年2月　東京大学農学博士
63年4月　お茶の水女子大学家政学部講師
平成4年10月　お茶の水女子大学生活科学部助教授
16年4月　お茶の水女子大学生活科学部教授
19年4月　お茶の水女子大学大学院人間文化創成科学研究科教授
21年7月　食品安全委員会委員
27年4月　お茶の水女子大学基幹研究院教授

第2章　農薬は安全なのか

三森　国敏（みつもり・くにとし）

昭和47年3月　大阪府立大学農学部獣医学科卒業
49年3月　大阪府立大学大学院農学研究科修士課程修了
　　　4月　㈶残留農薬研究所毒性部研究員
57年3月　大阪府立大学農学博士
　　　7月　㈶残留農薬研究所毒性部主任研究員
60年5月　米国国立環境衛生科学研究所（NIEHS）病理部専門病理研究員
62年6月　㈶残留農薬研究所毒性部主任研究員
平成3年1月　国立衛生試験所病理部室長
9年7月　国立医薬品食品衛生研究所病理部室長
12年10月　東京農工大学農学部獣医学科教授
13年4月　岐阜大学大学院連合獣医学研究科担当教官（併任）
16年4月　東京農工大学大学院共生科学技術研究部教授
24年7月　食品安全委員会委員
26年4月　東京農工大学名誉教授

第3章　食べたものはどこへいく？ 過剰摂取のリスク～脂質の例～

山添　康（やまぞえ・やすし）

昭和46年3月　大阪大学薬学部卒業
　　48年3月　大阪大学大学院薬学研究科修士課程修了
　　　　4月　藤沢薬品工業株式会社中央研究所研究員
　　52年4月　慶應義塾大学助手（医学部薬理学）
　　56年10月　大阪大学薬学博士
　　58年4月　米国食品医薬品局国立毒性研究センター研究員
　　61年4月　慶應義塾大学専任講師（医学部薬理学）
平成2年4月　慶應義塾大学助教授（医学部薬理学）
　　6年8月　東北大学教授（薬学部衛生化学）
　　11年4月　東北大学大学院薬学研究科教授（薬物動態学）
　　24年7月　食品安全委員会委員
　　24年7月　東北大学名誉教授

第4章　甘くみていると危ない？ ～意外と知らない食中毒～

熊谷　進（くまがい・すすむ）

昭和44年3月　東京大学農学部畜産獣医学科卒業
　　46年3月　東京大学農学系大学院畜産学専門修士課程修了
　　49年3月　東京大学農学系大学院獣医学専門博士課程修了
　　49年3月　東京大学農学博士
　　50年7月　国立予防衛生研究所食品衛生部研究員
　　63年4月　国立予防衛生研究所食品衛生部長
平成4年4月　国立予防衛生研究所食品衛生微生物部長
　　　　　　（平成9年4月国立感染症研究所に改称）
　　11年5月　東京大学大学院農学生命科学研究科教授
　　20年4月　東京大学大学院農学生命科学研究科
　　　　　　食の安全研究センター長
　　22年4月　東京大学大学院農学生命科学研究科特任教授
　　　　6月　東京大学名誉教授
　　23年1月　食品安全委員会委員長

第5章　実は食べている？　～自然界のメチル水銀～

佐藤　洋（さとう・ひろし）

昭和49年3月　東北大学医学部卒業
54年3月　東北大学大学院医学研究科博士課程修了
東北大学医学博士
4月　東北大学医学部助手（公衆衛生学教室）
10月　米国ロチェスター大学研究員
56年10月　福島県立医科大学講師（衛生学教室）
60年4月　北海道大学医学部助教授（衛生学教室）
平成元年4月　東北大学医学部教授（衛生学教室）
9年4月　東北大学大学院医学系研究科教授（社会医学講座環境保健医学分野）（平成9年4月機構改組）
23年4月　独立行政法人国立環境研究所理事
23年4月　東北大学名誉教授
24年7月　食品安全委員会委員

第6章　食品のリスクマネジメント＠キッチン

石井　克枝（いしい・かつえ）

昭和48年3月　お茶の水女子大学家政学部卒業
50年3月　お茶の水女子大学大学院家政学研究科修士課程修了
4月　大妻女子大学家政学部助手
51年4月　福島大学教育学部助手
53年10月　福島大学教育学部講師
60年4月　福島大学教育学部助教授
平成3年4月　千葉大学教育学部助教授
6年12月　大阪府立大学農学博士
15年4月　千葉大学教育学部教授
24年7月　食品安全委員会委員
27年4月　千葉大学名誉教授

食品を科学する
～意外と知らない食品の安全～

2015年6月3日　第1版第1刷発行

編　著　　食品の安全を守る賢人会議

発行者　　松　林　久　行

発行所　　株式会社大成出版社
東京都世田谷区羽根木1－7－11
〒156-0042　電話　03(3321)4131(代)
http://www.taisei-shuppan.co.jp/

印刷　信教印刷

ISBN978-4-8028-3162-8